人格的裂痕
认知与应对人格障碍

[日]冈田尊司 著
陶萍 译

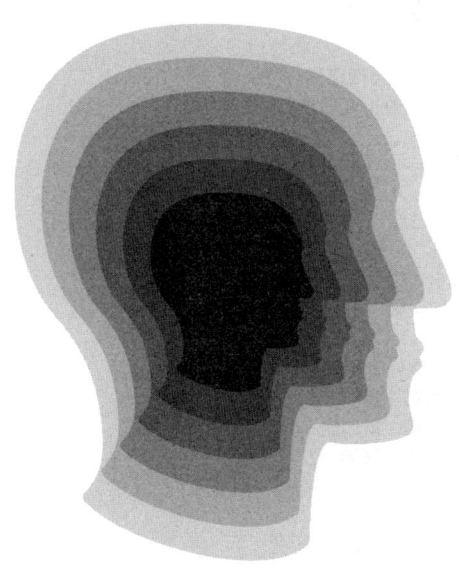

人民东方出版传媒
People's Oriental Publishing & Media
东方出版社
The Oriental Press

图字：01-2024-4473号

PERSONALITY SHOGAI
Copyright©2004byTakashi OKADA
All rights reserved.
First original Japanese editon published by PHP Institute, Inc., Japan.
Simplified Chinese translation rights arranged with PHP Institute, Inc.
through Hanhe International (HK) Co., Ltd.

图书在版编目（CIP）数据

人格的裂痕：认知与应对人格障碍 /（日）冈田尊
司著；陶萍译 . -- 北京：东方出版社，2025.8.
ISBN 978-7-5207-4093-7

Ⅰ . R749.91

中国国家版本馆 CIP 数据核字第 202550CK10 号

人格的裂痕：认知与应对人格障碍
RENGE DE LIEHEN: RENZHI YU YINGDUI RENGE ZHANG'AI

作　　者：	［日］冈田尊司
译　　者：	陶　萍
责任编辑：	邢　远
出　　版：	东方出版社
发　　行：	人民东方出版传媒有限公司
地　　址：	北京市东城区朝阳门内大街 166 号
邮　　编：	100010
印　　刷：	华睿林（天津）印刷有限公司
版　　次：	2025 年 8 月第 1 版
印　　次：	2025 年 8 月第 1 次印刷
开　　本：	880 毫米 ×1230 毫米　1/32
印　　张：	9
字　　数：	187 千字
书　　号：	ISBN 978-7-5207-4093-7
定　　价：	56.00 元
发行电话：	（010）85924663　85924644　85924641

版权所有，违者必究
如有印装质量问题，我社负责调换，请拨打电话：（010）85924602　85924603

目　录
CONTENTS

001 ___ **序　章　人格障碍——现代社会的隐形枷锁**

002 ___ 深入探索生活困境的根源

003 ___ 职场、家庭、友情与爱情的复杂交织与人格障碍的深远影响

005 ___ 正确认知与应对之道

第一部分
人格障碍的奥秘

011 ___ **第一章　人格障碍初探**

012 ___ 过度思考与行为偏见的陷阱

016 ___ 人格障碍的普遍特征

017 ___ 自恋：一种病理性的自我认知

018 ___ 应对生存挑战的适应性策略

020 ___ 双刃剑效应的深度剖析

023 ___ **第二章　人格障碍的根源探索**

024 ___ 基因与环境的交响乐章

027 ___ "理想母亲"角色对自我构建的影响

030 ___ 分离——个体化期的障碍与挑战

034 ___ 自恋病理的解析

038 ___ 心理创伤与人格障碍的新视角

041 ___ 社会因素对人格形成的深远影响

042 ___ 从"悖德狂"到DSM-Ⅲ的医学认知进程

第二部分
人格障碍的类型与应对策略

051 ___ **第三章　边缘型人格障碍：爱的边缘行者**

特征与背景解析

053 ___ 探索"边缘"的边界

054 ___ 内心的"绝望之虫"

055 ___ 渴求虚妄温暖的少女

057 ___ 情绪波动的极端体验

058 ___ 自杀意念与心理控制的困境

060 ___ 被忽视的抑郁与深刻的自我否定

062 ___ 对父母的执着根源探析

064 ___ 《移魂女郎》与薇诺娜·瑞德的启示

066 ___ 探讨近年来边缘型人格障碍患者激增的原因

相处之道

070 ___ "不变"是最坚实的支柱

072 ___ 掌握好尺度

073 ___ 同情与界限

075 ___ 处理自杀企图策略

克服要点

076 ___ 在极端间寻找平衡

078 ___ 细水长流般的联结

080 ___ 自我赋能与成长

083 ___ **第四章　自恋型人格障碍：光环下的孤独**

特征与背景解析

085 ___ 独特性与自恋的界限

087 ___ 指责回避与社交隔离

089 ___ 优雅背后的冷漠

091 ___ 膨胀的自恋情结

092 ___ 两个达利：自恋的极端映射

094 ___ 爱的剥夺与傲慢的盔甲

096 ___ 香奈儿的孤傲与叛逆

097 ___ 理想与现实的鸿沟

相处之道

099 ___ 应对自恋型上司或同事

102 ___ 提升现实应对能力

103 ___ 罗丹和卡米耶·克洛岱尔的不幸关系

克服要点

106 ___ 拓宽视野,勇于学习

107 ___ 寻找理想伴侣的幸福之道

110 ___ 共同经历中的成长

111 ___ 超越自恋,为他人而活

115 ___ **第五章　表演型人格障碍:舞台上的真我**

特征与背景解析

116 ___ 天生的诱惑大师与伪装高手

119 ___ 马龙·白兰度与"抑郁症"的深层关联

121 ___ 卓别林的童年

124 ___ 香奈儿与谎言的艺术

127 ___ 媒介时代的活跃表现

128 ___ 根源探析

相处之道

129 ___ 避免直接揭开面具

130 ___ 躯体化症状的处理

克服要点

132 ___ 自我对话的重要性

133 ___ 功到自然成

134 ___ 选择富有内涵的伴侣

137 ___ **第六章　反社会型人格障碍：冷酷的独行侠**

特征与背景解析

139 ___ 无情的行为模式

141 ___ 跨越禁忌的迷途者

142 ___ "复仇在我"——被扭曲的人生轨迹

相处之道

144 ___ 对否定看法的敏感性

146 ___ 重塑体验与无常之悟

克服要点

149 ___ 宫本武藏的生活哲学与内在挑战

151 ___ 不愿子女重蹈覆辙

153 ___ **第七章　偏执型人格障碍：疑云密布的世界**

特征与背景解析

155 ___ 恐惧背叛

v

158 ___ 怀疑和过度保密

159 ___ 权贵之殇

161 ___ "弑父情结"与权力斗争

相处之道

163 ___ 亲密的风险

164 ___ 避免直接冲突

165 ___ 避免陷入权力斗争

克服要点

167 ___ 人心的不可控性

168 ___ 秩序、爱与权力交织的复杂性

169 ___ 宽恕：超越战斗的至高智慧

171 ___ **第八章　分裂型人格障碍：脑海中的行者**

特征与背景解析

173 ___ 灵感四溢的直觉探索者

174 ___ 特立独行的自我之旅

176 ___ 荣格的神秘倾向

相处之道

178 ___ 尊重个体的独特步伐

180 ___ 协调者角色至关重要

克服要点

180 ___ 不忽视身边的事务

182 ___ 关注他人的情绪

183 ___ 战胜发病的困境

187 ___ **第九章　分裂样人格障碍：孤独的守望者**

特征与背景解析

188 ___ 孤独与淡泊的人生

190 ___ 十年如一日

191 ___ 丰富的内心世界

相处之道

192 ___ 守护孤独圣域

193 ___ 追求真正的亲密就会失望

克服要点

195 ___ 深入探索自我世界

199 ___ **第十章　回避型人格障碍：害怕受伤的深渊**

特征与背景解析

200 ___ 偏见构筑的牢笼

202 ___ 刺猬的防御机制

203 ___ 未曾获得赞誉的孩子

207 ___ 创伤经历引发的回避行为

208 ___ 被迫努力与回避型人格障碍患者的激增

210 ___ 解读《怕飞》

相处之道

212 ___ 培养主体性与尊重

214 ___ 预防回避行为的慢性化与泛化

216 ___ 义务与责任的辩证关系

218 ___ 肯定的力量

219 ___ 挣脱无力的桎梏

克服要点

220 ___ 不要畏惧失败

222 ___ 过度保护的隐患

225 ___ **第十一章　依赖型人格障碍：无法独行的灵魂**

特征与背景解析

227 ___ 婴儿型和献身型的双重奏

230 ___ 难以独处

231 ___ 难以启齿的"不"

234 ___ 挣脱母亲束缚的青年之旅

相处之道

236 ___ 避免成为依赖的傀儡

237 ___ 培养自主思考的能力

克服要点

238 ___ 重塑自我，寻回人生真谛

240 ___ 培养表达自我感受的习惯

241 ___ 适合依赖型人格障碍患者的职业选择

243 ___ **第十二章　强迫型人格障碍：完美的负担**

特征与背景解析

245 ___ 责任感与完美主义的双重枷锁

248 ___ "努力就有回报"的信念

249 ___ 难以割舍的灵魂

相处之道

251 ___ 尊重与界限并重

252 ___ 转变视角

克服要点

253 ___ 将休息融入工作

254 ___ 学会分担责任

255 ___ 尊重差异，理解个性

257 ___ 结　语　化人格障碍为积极动力

258 ___ 以品格培养为核心的学习目标

259 ___ 人格逐渐变得圆融

261 ___ 新社会探索的曙光

264 ___ 附　录　人格倾向自我评估表（参考DSM-5标准）

272 ___ 参考文献

序章 人格障碍——现代社会的隐形枷锁

深入探索生活困境的根源

在当今社会，面对生活挑战的人们似乎日益增多。那个曾经认为财富等同于幸福的时代观念已逐渐褪色，取而代之的是人们对生活本质的迷茫与失落，仿佛陷入一片无垠的荒漠。

当我们查看万花筒一般的电视节目，不难发现其中充斥着令人震惊、不忍直视的事件，它们如同暗流般冲击着社会的神经。而报纸与杂志的版面，更多时候记录的是人类之间的疏离与不信任，而非温暖与希望。

走进日常生活，不难发现周围许多人正饱受生存的重压、内心的痛苦与不安的煎熬。抑郁情绪的蔓延、社交回避、家庭暴力、酗酒赌博成瘾、家庭关系紧张、社会隔绝、职场冲突、非法行为乃至犯罪，这些都是触手可及的现实。

人们似乎变得更加孤独与脆弱，在内心的空虚中挣扎求生。那些试图通过过度投入某事物以逃避现实、麻醉自己的人，一旦停下，便会惊恐地发现，空虚如同黑洞般吞噬着他们的心灵。

同时，人与人之间的联系也似乎变得前所未有地脆弱。在孤独与空虚的旋涡中，许多人因人际关系的困扰而受伤，他们渴望与人产生连接，却感到力不从心；他们渴望爱，却难以给予或接受。这种人际关系的疏离，进一步加剧了现代人的生存困境与日常的不安和痛苦。

那么，究竟是什么导致人与人之间的关系变得如此紧张，以至于社会仿佛成了一座难以栖居的孤岛？在人们的内心深处，又发生了怎样的变化？

深入剖析这些生存困境与社会问题背后的根源，我们不难发现一个共同的核心——那就是在现代社会中广泛存在且日益凸显的"人格障碍"问题。换言之，现代人易受伤、空虚、生存困难等种种普遍现象，其本质或许正是源于这种个性层面的障碍。通过深入理解和探讨这一问题，我们或许能够找到解开现代人心灵枷锁的关键。

职场、家庭、友情与爱情的复杂交织与人格障碍的深远影响

人格障碍这一心理状态，其特性在于，它不仅能让个体深陷于内心痛苦，还不可避免地波及周遭人群。人格，这一复杂而多维的概念，远远超越了单纯的个体范畴，它以一种独特的人际交往模式和生活方式展现出来，深刻影响着我们的社交互动乃至整个社会的面貌。

从频见报端的虐待儿童事件、跟踪狂犯罪，到家庭内部因琐事引发的极端冲突，这些悲剧背后都映射出一个共同点：当事人难

以将他人视为拥有独立情感与意图的个体。由于缺乏真正意义上的人际连接，他们仅以自己的喜好为标准，对不符合期望的人施以攻击，这种扭曲的人际关系正是人格障碍患者的典型特征之一。

此类事件的频发，无疑反映出人格障碍问题在社会中日益凸显。值得注意的是，这一问题不仅仅存在于极端案例中，也广泛地渗透于我们的日常生活之中，如家庭内部的紧张关系、人际交往的障碍以及对职场、学校环境的不适应等。此外，人格障碍患者往往对自我有着过度期望，这种不切实际的追求不仅加剧了他们的脆弱性，还常常成为抑郁症、社交障碍、成瘾行为等社会问题的根源。

面对人格障碍，缺乏正确的认知往往导致误解与误判，使问题难以得到有效解决。然而，以新的视角审视这一挑战，我们便能更清晰地识别出身边人与自己身上所发生事件的本质，从而以更加理性和同情的态度去应对。这不仅有助于我们自身走出困境，也为我们向他人伸出援手提供了可能。

然而，关于人格障碍的理解，即便是专家也尚未达到全面透彻的境地。我也听说过这样的案例：有人鼓起勇气踏入精神科寻求帮助，却遗憾地被告知，人格障碍被视为深层次的人格问题，而非简单可用药物治愈的病症，因此可能得不到直接的治疗方案。往往，治疗仅聚焦于表面显现的抑郁、失眠及焦虑等症状，而忽略了潜藏其下的根本性人格障碍。这背后的原因，既可能受限于医疗资源的经济考量，也可能源于治疗者处理复杂性格问题的专业技能不足。

在此背景下，我们更应意识到，人格障碍已成为当今社会无法回避的议题。仅仅针对表面症状进行的治疗，无异于隔靴搔痒，唯有深入探索并解决其背后的根本问题，才能为受困于其中的人们带来真正的希望与光明。

正确认知与应对之道

在探索现代人心灵所面临的生存挑战及社会上诸多未解之谜时，深入理解人格障碍成了一把钥匙。试想，若无人格障碍这一概念，谈论现代社会的种种现象，便如同在电力未被发现的时代解释雷电与电视的奥秘。

不可否认，人格障碍在现代人中广泛存在，其程度各异，而深受其苦、在社交与日常生活中挣扎的人正日益增多。他们如同在迷宫中徘徊，难以找到适合自己的生活方式，也难以与他人建立有效联系，最终在孤独中自我封闭，人际关系陷入僵局。

那么，如何寻求自我提升，实现更加和谐的人际交往？关键在于自我认知与对他人的理解。深化对人格障碍的认识，将帮助我们找到适合自己的生存之道与人际关系模式。盲目追求不适合自己的生活方式或人际关系模式，只会误入歧途，陷入无尽的困惑与挣扎。同样，不了解对方的特点而强行采用自己的交往方式，往往难以获得预期效果，甚至可能引发对方的反感并与对方产生冲突。

本书不仅仅是对人格障碍的单纯阐述，更是一本关于如何在面对此类问题时提供具体克服与援助策略的指南。它基于我多年与患者的互动经验及个人生活感悟，从精神医学的视角出发，探讨了一种更为积极、健康的生活方式。

自幼年起，我便对人生的意义与幸福之道充满好奇与探索欲。或许是由于成长于不甚幸福的环境，我更加渴望找到一条能够充分发挥自我潜能、实现真正幸福的道路。为此，我深入学习了文学、哲学与心理学，试图在前人的智慧中寻找答案。我的学术之旅始于哲学，那个充满思辨与抽象思维的世界曾让我心醉神迷。然而，随着时间推移，我逐渐意识到，沉溺于这样的精神世界或许是对现实生活的一种逃避，并不是真正的生活。那时，我已在孤独中度过两年，几乎与世隔绝，甚至连阳光似乎都遥不可及。我开始渴望在现实生活中与人相遇，体验真实生活的温度。

当我决定踏上医学之路时，忐忑不安地找到了哲学系主任山本信教授，做好了接受责备的准备。但出乎意料的是，他非但没有责难，反而欣然支持："那很好。"或许，他是为我这个曾一度迷失的学生找到了新的方向而感到欣慰。

经过数年的寒窗苦读，我终于从医学院毕业，并在27岁那年成为一名医生。初入职场，我仍带着些许未脱的学生气，被分配到九州的一家精神病院。正是在那里，我幸运地遇到了恩师——柴田史朗先生，他是精神疗法大师神田桥条治先生的高足。初见柴田老师，他周身散发的温暖与深邃智慧便深深吸引了我，我立志成为像他那样的人。他热爱诊断，享受与患者交流的过程，对枯燥的研究与论文则不甚热衷。在柴田老师的悉心指导下，我逐渐掌握了精神疗法的精髓，这对我日后的诊疗风格影响深远。

之后，我回到关西地区，在继续担任临床医生的同时，也在母校深造，攻读硕士学位。在这期间，我积极参与了精神医学与神经生物学领域的研究工作，并荣幸地得到了林拓二博士、大森治纪老师以及姜英男老师的悉心指导与教诲。这段时间里，我通过对人格障碍患者的治疗、前人研究成果的研读以及自我反思，对人性有了更深一层的理解。

对我来说，大约十年前的医疗少年院工作经历，是我人生旅程的一个重要转折点。在那里，我遇到了一群深受人格障碍困扰的孩子。这些孩子，尽管在成长的道路上遇到了前所未有的挫折和困难，但他们与所有孩子一样，拥有无限的可能与潜力。在不到二十年的生命历程中，他们或许被生活的风雨摧残得遍体鳞伤，但正是这份年轻赋予了他们惊人的韧性和可塑性，让他们经常展现出令人瞩目的成长与蜕变。医疗少年院，既是人格障碍问题极早显现的场所，也是治疗与希望绽放的宝贵之地。从与这些孩子的互动中，我深刻领悟到，人性的力量远超乎我们的想象——它既能被恶劣环境所摧毁，也能在逆境中顽强生存，即使跌倒无数次，也能勇敢地重新站起来。

本书是我多年学习与实践的结晶，它汇总了我从众多人生经历中汲取的智慧与经验。为了更直观、生动地传达这些内容，我们深入剖析了大量具体案例，覆盖了广泛的年龄段，从普通民众到公众人物，从极端个例到日常琐事，力求全方位展现人性的多样面貌。同时，出于对隐私的尊重，我们对所有临床病例进行了必要的调整，使之成为一种基于真实情境构建的虚构故事，既保留了教育的价值，又避免了不必要的侵扰。

此外，本书末尾特别附上了"人格倾向自我评估表"作为附录。这份诊断表依据医学正式的诊断标准设计，通过简单的问答形式，帮助读者初步了解自己的人格倾向，并对潜在的人格障碍进行初步筛查。我相信，这一工具将为大家提供一个客观认识自我与他人的窗口，进而更深入地理解本书所探讨的主题。

本书的核心并不在于堆砌空洞的理论，而是致力于传递那些在实际临床工作中积累的宝贵经验与人生哲理。我坚信，对于每一位读者而言，这样的内容都将具有更加实际的意义与启示。

我衷心希望，通过阅读本书，你能够从人生的跌宕起伏中汲取力量，找到适合自己的生活方式。同时，当你遇到需要帮助的人时，本书也能成为你伸出援手时的一份有力参考。

人格障碍固然带来了诸多挑战与痛苦，但它同样孕育着巨大的潜力与力量。为每个人选择最适合的生活方式，将是决定其命运走向的关键所在。

第一部分

人格障碍的奥秘

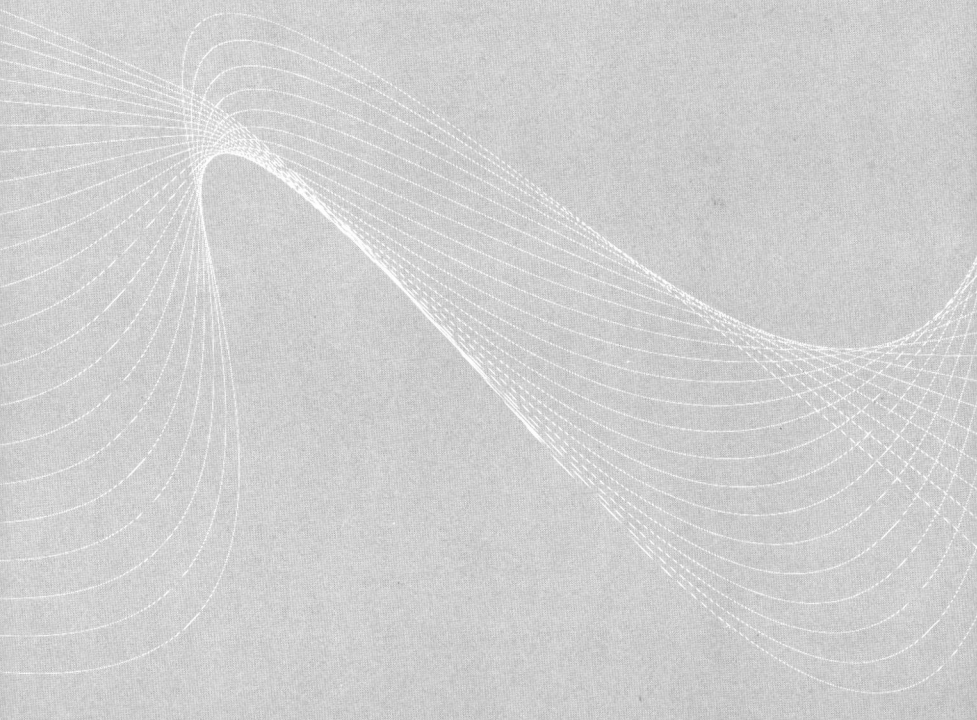

第一章

人格障碍初探

过度思考与行为偏见的陷阱

人格障碍,简而言之,是指个体持有并表现出一种极端偏颇的思维模式与行为方式,这些特征显著干扰了其在家庭和社会中的正常功能。

德国精神病理学家库尔特·施奈德(Kurt Schneider)完善了"精神病质"这一概念,为后续发展成为"人格障碍"理论奠定了基础,他将其描述为"个体自身遭受痛苦,也因人格偏见而给周围人带来困扰"。当前,"人格障碍"的定义在很大程度上沿用了这一核心思想。根据美国精神医学学会的最新诊断标准 DSM-IV[①],它被明确定义为"一种显著且持久的内在体验与行为模式的偏颇表现"(参照"人格障碍的一般诊断标准")。

我们认识到,每个人在感知世界和采取行动时都带有独特的个性色彩,这些差异构成了我们的"个性"与"性格",且理应得到尊重。有的人自尊心强,关心他人对自己的评价;有的人很容易信任他人,有的人则更为谨慎;还有的人享受独处,这些倾向均属正常,并无绝对的好坏之分。

---

① 原文中提到的 DSM-IV 已更新为 DSM-5,但为保持与原文逻辑连贯,这里暂不提更新版本。——译者注

人格障碍的一般诊断标准

A. 存在一种明显偏离个体所在文化背景预期的内心体验及行为的持久模式。表现为以下两项（或更多）症状：

1. 认知（即对自我、他人和事件的感知和解释方式）
2. 情感（即情绪反应的范围、强度、持久性、稳定性及适应性）
3. 人际关系（包括建立、维持及处理人际关系的模式）
4. 冲动控制（对冲动行为的自我管理能力）

B. 这种持久的心理行为模式是缺乏弹性和泛化的，涉及个人和社交场合的诸多方面。

C. 这种持久的心理行为模式造成临床意义的痛苦，或导致社交、职业或其他重要领域的损害。

D. 这种心理行为模式在长时间内是稳定不变的，起源可以追溯至青少年时期或成人早期。

E. 这种持久的心理行为模式不能用其他精神障碍的表现或结果来更好地解释。

F. 这种持久的心理行为模式不能归因于某种物质（例如滥用的毒品、药物）的生理效应或其他躯体疾病（例如头部外伤）。

DSM- IV -TR《精神障碍诊断与统计手册》第四版修订版［美国精神医学学会（APA）］

然而，当这些倾向发展至极端时，问题便随之而来。例如，适度的自尊心是健康的，但过度膨胀的自尊心则可能阻碍个体接受他人的建设性意见，即便对方出于好意指出其不足，他们也可能将其视作贬低与冒犯，进而导致交流受阻，错失成长与学习的机会。

与此相反，有些人深受缺乏自信之苦，他们内心深处觉得自己无能，即便拥有众多优点，也往往自我贬低，认为自己不如他人。这种心态导致他们无法充分发挥自身潜力，甚至只展现出能力的一半。当他们遇到自信满满的人时，可能会感到被其光芒所掩盖，甚至产生崇拜心理，有时甚至会放弃自己的判断和人生轨迹，任由他人摆布。然而，从客观角度看，这些缺乏自信的人，在某些方面或许比他们所崇拜的人更为出色，只是由于缺乏自信，他们无法正视自己的价值。

或许有人会说，如果这样的个体自己对此感到满足，那也未尝不可。但大多数情况下，这不仅是他们个人的问题，更可能波及周围的人。例如，在团队协作中，自尊心过强的人往往难以与他人协调，他们的固执己见和不可动摇的偏好可能让团队陷入困境。尤其当他们担任领导角色时，下属可能会因为缺乏自主权和决策空间而士气低落、动力不足。而当事人自身往往未能察觉自身的问题，导致周围的人深感困扰。

至于缺乏自信的情况，起初人们或许会认为这对周围人影响不大，但事实并非如此简单。这类个体为了填补自信的空白，往往会寻求外界的支持与帮助。他们可能倾向于依赖某个特定的人，或者选择加入某个群体以寻求归属感。然而，这种过度的依赖和群体聚集，若缺乏自我意志的引导，可能导致一系列危险行为的发生。

在现实中，我们观察到一些存在此类问题的人倾向于聚集在特定的社群中，如暴走族、犯罪集团或新兴宗教组织，他们通过这些途径来扩大自己的社交圈子并寻求认同。在这些环境中，原本看似无害，甚至对小动物都下不了手的人，在自卑感的驱使下，有时也可能做出令人震惊的极端行为。

因此，我们必须认识到，人格障碍本质上是一个心理平衡的问题，它涉及个体思维模式和行为方式的极端化倾向。判断一个人是否患有人格障碍，关键在于评估其本人或其周围的人是否因这种偏颇的思维和行为模式而深感困扰。值得注意的是，有时患者自身并未意识到问题的严重性，反而让周围人承受了更大的压力和痛苦。

此外，人格障碍的根源往往可以追溯到个体的青少年时期或成人早期，且并非由药物或其他精神疾病直接引发，这一点在诊断过程中至关重要，是确定诊断的必要条件之一。

人格障碍的普遍特征

尽管人格障碍种类繁多，每种类型都有其独特的表征，但它们之间也共享着一些核心特征。正如我们将在后续部分深入探讨的，DSM-IV诊断标准详细列出了十种人格障碍。

然而，人格障碍并非仅仅是"严重受损"且相互孤立的个体现象。它们之间存在着更为根本的共性。了解这些共性，不仅能帮助我们区分健康与不健康的人格状态，还能揭示出诊断标准之外的人格障碍本质。

首先，人格障碍患者往往表现出"过度的自我关注与依恋"。这种依恋可能以多种形式体现，无论是沉迷于一个理想化的自我形象，还是深陷于自卑与自我怀疑之中，患者都难以摆脱对自身内心世界的过度关注。无论他们是否乐于谈论自己，这种对自我的痴迷都是一致的。

其次，他们"极易受到伤害"。对于拥有健康性格的人来说，一句无心的话或一个小小的行为可能无足轻重，在人格障碍患者眼中，却可能对他们造成深刻的伤害。一个简单的玩笑可能被解读为恶意侮辱，而日常生活中的微小声响，如咳嗽或关窗声，也可能被他们视作敌意与攻击。

这两个特征在人际交往中尤为显著，它们共同构成了"建立平等且相互信任的人际关系的障碍"。不仅如此，爱与信任本身也成了难题。几乎所有类型的人格障碍患者都在爱的表达上存在问题，无论是过度倾注的溺爱、贪婪无度的索求、强迫式的占有、反复考验的疑虑，还是无法给予或接受爱的状态，这些扭曲的爱的方式往往导致他们与伴侣、家人之间关系紧张，难以达到稳定与幸福的状态。

综上所述，若某人的表现符合上述描述，那么其很可能正遭受着人格障碍的困扰。

自恋：一种病理性的自我认知

上述的人格障碍特征，包括过度沉迷于自我、内在的脆弱感，以及在建立信任和爱的关系上存在困难，其根源往往可以追溯到自恋型人格障碍这一病理状态。

自爱，简言之，是自我珍视与自我照顾的能力，它是人类心理健康与生存不可或缺的基石。当这种能力得到妥善培育时，个体即便面对挑战与不快，也能保持坚韧，继续前行，不至于轻易放弃或陷入绝望。

然而，若自爱未能得到适当的培养，个体便难以正确地爱护自己。在极端情况下，这种缺失可能导致个体因微不足道的小事而伤害自己，甚至选择终结生命。对于拥有健康自我认知的人来说，这样的行为显得难以理解，往往被视为一种非理性的选择。但对于深受自恋障碍困扰的个体而言，维持生命的意志本身就是一场艰巨的考验与持续的苦旅。这种深刻的自我否定情绪在边缘型人格障碍中尤为显著，其根源往往在于自爱的匮乏。此外，为了掩盖内在的软弱与脆弱，有些个体则表现出过度膨胀的自爱，这便是自恋型人格障碍的表现。

作为边缘型人格障碍治疗的先驱，詹姆斯·马斯特森（James Masterson）首次揭示了边缘型人格障碍与自恋病理学之间的紧密联系。他提出，这两种障碍如同一枚硬币的两面，它们之间的转换取决于个体在竞争与自信行动中"自恋防御"机制的成败。

随着对各类人格障碍治疗方法的不断探索与普及，自恋的病理学根源逐渐被揭示。人们开始意识到，不同类型的人格障碍其实是个体为了保护脆弱的自恋状态而采取的不同防御机制。当这些防御机制失效时，任何类型的人格障碍都可能展现出边缘型人格障碍的特征，揭示出深层次的情感困扰与自我认知的混乱。

应对生存挑战的适应性策略

正如前文所述，人格障碍患者内在拥有脆弱的自恋特质，他们也囿于由这种特质所引发的重重困境之中。无论个体是否自觉意识到这一点，它都深刻影响着患者及其周围人的生活。然而，生存权作为基本人权不应被剥夺。人类天生具备在各种环境下挣扎求生的本能,直至生命的最后一刻。这种生命的顽强力量与生存的艰难险阻交织在一起,共同塑造出每个人独特的适应机制。因此,我们可以将人格障碍视为一种在逆境中寻求生存的独特适应策略。

正如飞机在起飞后遭遇机翼损伤,却并未因此放弃翱翔天际,人格障碍患者带着内心的"伤痕",通过不懈的努力和独特的应对方式,继续他们的人生旅程。这种应对方式,虽然在外人看来可能显得奇异、夸张,甚至带有一定的危险性和不稳定感,甚至被边缘化,但它实则是患者面对生活困境时,用"受伤的翅膀"奋力飞翔的生动写照。

这一视角与亚伦·贝克(Aaron T. Beck)所创立的认知疗法不谋而合。在认知疗法中,个体基于过往经历形成的认知框架(即看待事物的方式)和行为模式被称为认知结构。以表演型人格障碍为例,患者可能抱有一种根深蒂固的信念:"若得不到关注,我便失去价值。"基于这一偏颇的认知,他们可能会采取极端引人注目的行为,或是编造类似于"他是贵族后裔"的虚假故事来博取关注,这些正是他们应对内心缺失的尝试。

这些看似扭曲的生存策略,往往是个体在早年时期为了应对未满足的需求和欲望而不适宜地形成的。

患有人格障碍的个体,其外在表现常带有某种程度的稚气,这缘于他们未能充分克服童年时期的种种挑战,即便步入成年,其行为模式与心理状态仍保留着孩童般的痕迹。个人成长的进程要求我们在每个生命阶段充分满足相应的需求并完成应当完成的任务，以此为基础才能迈向下一个阶段。因此，从这一视角来看，人格障碍患者似乎还在某种程度上"滞留"在他们的童年阶段，未能完全跨越至更加成熟的成长阶段。

双刃剑效应的深度剖析

人格障碍患者所采取的极端适应策略，虽在旁人眼中显得疯狂，实则铸就了他们独特的认知与行事风格。这种极端，换个视角审视，正是其"非凡"成果的源泉。他们通过不懈努力，试图弥补早年生活中的重重困境，在这个过程中意外锤炼出了非凡的能力。然而，这种补偿性的过度开发，恰似一把双刃剑，可能因缺陷而陷入深渊，也可能成就辉煌。

各式各样的适应策略孕育出多样化的卓越才能。譬如，某些患者展现出卓越的表达力与人际交往中的微妙操控力，这些能力在特定情境下熠熠生辉。

在逆境中求生，借助外力成为他们不可或缺的生存智慧。为了赢得庇护与支持，他们往往能激发出触动人心、难以言喻的魅力，仿佛拥有一种神秘的力量，能够深刻影响他人的思想与情感。

我曾在与儿童指导中心工作者的交流中听到这样一个触动人心的故事。那些遭受虐待的婴儿，虽懵懂无知，却能以纯真的微笑温暖工作人员的心。随着年岁的增长，他们的反应或许变得更为复杂，但当我接触到那些在不幸环境中成长的孩子时，依然能感受到一种难以言喻的吸引力。这些孩子，即便身处逆境，也仿佛拥有着一种独特的神秘魅力，它不同于被爱意包围的孩子所散发的满足之光，而是一种更为深邃、更引人探究的存在。

这种魅力，虽可能伴随着沉重的情感负担，却也能激发我们内心深处几乎被日常琐事磨灭的保护欲。它提醒我们，面对这样的生命，我们必须有所作为，给予他们应有的关爱与支持。

在广泛涉猎各类人物自传与传记的过程中，我愈发深刻地认识到，那些能够触动人心、展现非凡能力的个体，其背后往往隐藏着一段不快乐甚至充满磨难的童年。正是这些生活的挑战，促使他们在日复一日的生存斗争中，潜移默化地锤炼出了这些宝贵的才能。

然而，值得注意的是，虽然这些能力对于他们的生存至关重要，但过度依赖或滥用却可能成为阻碍成长的绊脚石。我们往往容易沉迷于自己擅长的领域，而忽视了其他同样重要的能力发展，最终导致的结果可能是对特定能力的过度依赖，而非真正的自立自强。因此，在发挥自身潜能的同时，我们也应保持警觉，努力追求一种全面而平衡的自我成长。

正如下文所强调的，培养并掌握促进自我独立与全面发展的平衡生存能力至关重要。

第二章 人格障碍的根源探索

基因与环境的交响乐章

在人格障碍的迷雾中,那些诸如过度自我沉溺、情感易碎、爱意表达的缺失,乃至深层的自我接纳障碍等特征,其背后的成因究竟何在?本章将引领我们深入这一复杂领域,揭开人格障碍成因的神秘面纱。

人格障碍的构建是一场遗传因素与环境因素交织共舞的华丽剧目。两者如同编织命运的双线,错综复杂而又相互依存。

近年来,生物科学飞速发展,如同一盏明灯,照亮了遗传因素与人格障碍之间的隐秘通道。研究表明,神经递质多巴胺的受体[1]存在多态性,这种变异如同基因乐章中的微妙变奏,深刻影响着个体对新奇世界的探索欲[2]与好奇心。同样,血清素受体及

---

[1] 神经末梢释放的神经递质被特定部位接收,这些部位具有仅与特定类型递质相结合的独特结构。根据所结合的递质种类,这些结构被分别命名为多巴胺受体或血清素受体等。
[2] 美国著名精神科医生罗伯特·克罗宁格(Robert Cloninger)构建了一个全面的人格理论框架,该理论深刻剖析了影响个人特质的七大核心要素:"新异寻求"、"伤害避免"、"奖赏依赖"、"持久力"、"自我导向"、"协调性"以及"自我超越"。具体而言,"新异寻求"作为这一理论的关键一环,它描绘了个人倾向于主动追寻并沉浸于新颖、独特体验之中的积极特质。

其转运基因[①]的多态性，则像是指引情绪与行为的风向标，与冲动行为和焦虑特质之间存在着微妙的联系。然而，须明确的是，当前的研究焦点更多地落在这些遗传变异如何细腻地雕琢人格特质之上，而非直接锁定人格障碍这一复杂病症本身。

为了更直接、更深刻地剖析遗传因素在人格障碍中的角色，科学家们将目光投向了双胞胎研究这一独特视角。

众所周知，双胞胎分为两种：单卵（同卵）双胞胎，他们在遗传上几乎完全一致；双卵（异卵）双胞胎，则与普通兄弟姐妹在遗传上的相似度相当。然而，这些遗传差异在双胞胎的成长过程中以独特的方式得以利用和体现。

一项深入研究揭示了环境因素在边缘型人格障碍发病中的关键作用。该研究对比了7对在截然不同环境中成长的单卵双胞胎与18对在相似或相同环境中成长的双卵双胞胎。令人瞩目的是，尽管环境迥异，单卵双胞胎组中竟无一例出现边缘型人格障碍，而双卵双胞胎组中却有两组孩子受此困扰。这一发现强有力地证明，在边缘型人格障碍的形成中，相较于遗传因素，环境因素占据了更为重要的地位。

然而，这并不意味着遗传因素在人格障碍中完全不重要。事实上，一些研究已经指出了遗传因素的显著影响。特别是在分裂

[①] 在神经传导过程中，释放后的传递物质会被重新吸收并再利用，这一过程依赖于特定的蛋白质作为载体。转运蛋白的基因突变会直接影响这些传递物质的回收效率，进而对神经传导的效率和效果产生显著影响。

型人格障碍等领域，遗传的作用尤为突出。最近的报告还指出，在边缘型、自恋型、表演型及强迫型等人格障碍中，遗传因素同样扮演着不可忽视的角色。

基于双胞胎研究的综合分析，我们可以推测，遗传对人格障碍的影响比例大致在 45%～60% 之间，平均而言，遗传因素与环境因素可能各占一半左右。尽管这一比例在不同研究中可能存在一定偏差，但双胞胎研究普遍倾向于认为遗传因素的作用略为突出。这为我们理解人格障碍的复杂成因提供了宝贵的参考依据。

在探讨双胞胎研究的数据时，我们观察到遗传因素在多种健康与心理状况中的显著作用：肥胖受遗传因素影响的比例为五至八成，智力水平（IQ）为六至八成，高血压和人格分裂的遗传影响更是高达约八成。值得注意的是，1 型糖尿病的遗传贡献虽高，但也未超过九成。相比之下，人格障碍的成因凸显了环境因素不容忽视的重要性，这一发现尤为引人深思。

遗传因素作为生物体固有的特性，其变化在长时间尺度上显得尤为缓慢，预计在未来一百至二百年间亦难有显著改变。然而，人格障碍的日益普遍和迅速增长，明确指向了环境因素作为关键驱动力所扮演的角色。众多专注于人格障碍治疗的临床医生，每日也都在实践中深刻体会到，环境因素在塑造个体人格及障碍形成中的主导作用，往往超越了遗传因素。

"理想母亲"角色对自我构建的影响

在此背景下，我们不可避免地要审视环境因素的关键作用。那么，首先让我们明确：何为环境因素？

儿童所置身的世界与成人感受到的环境迥然不同。对于稚嫩的心灵而言，父母的财富状况或居住的房屋规模，并非衡量幸福的标尺。

孩子们往往能以惊人的适应力接纳并融入多样的物质环境。然而，在他们的成长过程中，最为关键的环境要素莫过于爱与保护的滋养。在有爱与保护的环境中，孩子会通过身体与心灵的双重感知，确认自己是一个被安全环抱、与周围世界紧密相连的存在。这种人格基石的构建，通常在两岁之前便悄然完成，并为其一生的性格塑造奠定了不可磨灭的基础。

提及此，不得不提到安娜·弗洛伊德（Anna Freud），精神分析学巨擘西格蒙德·弗洛伊德（Sigmund Freud）的小女儿。面对纳粹的威胁，安娜与父亲一同流亡至伦敦，并在那里创立了一所战时托儿所——汉普斯特战时托儿所。随着战争阴霾的加深，空袭频发，这所托儿所成为众多流离失所的儿童的避风港。安娜以她敏锐的观察力，记录下这些幼小心灵在失去父母庇护后的点点滴滴，尤其是那些关于婴儿与父母分离产生的影响的宝贵资料。

其中，托尼的故事尤为触动人心。这个年仅两岁零九个月的小男孩，因父亲应征入伍、母亲病重缠身，不得不辗转于各个临时居所之间，过着四处漂泊的生活。

"（托尼）的心灵仿佛被一层厚重的冰霜覆盖，对周遭的人事物显得异常冷漠。即便拥有天使般的面容，那眼神中却难觅一丝真实的情感波动，即便是笑容，也显得空洞而虚假。他既不懂得羞涩，也不寻求交流，仿佛对周围的世界毫无感知，即便是面对全新的环境，也未曾流露出丝毫的恐惧或好奇。他对每个人都保持着一种难以名状的距离感，既不过分亲近，也不刻意疏远，无论是用餐、睡眠还是娱乐，一切行为看似都毫无问题。然而，唯一的异样在于，他的世界里似乎所有情感都褪去了色彩。"（《无家可归的孩子》[①]）

托尼对托儿所的工作人员，无一例外地保持着一种疏离的态度。如今，这种表现被归类为依恋障碍。在安娜·弗洛伊德看来，这可以被描述为"情感冻结"，一种因极度缺失母爱而导致的心理防御机制。然而，当托尼生病后，被安排与一名护士单独相处时，他的内心似乎开始慢慢融化。他特别喜欢这位护士在测量体温时，将他搂在膝头，手臂轻揽过他的肩膀。安娜细腻地观察到："这一特定的姿势，无疑触动了托尼内心深处最柔软的记忆——那是他曾在母亲怀抱中感受到的温暖与安全。"

---

① 出自《安娜·弗洛伊德文集》（*The Writings of Anna Freud*）第3卷。——译者注

在某些情况下,孩子们遭到失去母爱的重创后,可能会展现出与托尼截然不同的情感反应。以埃佩林少女为例,她仿佛是一座情感的火山,随时可能因任何细微的触动而爆发。无论是欢笑还是泪水,对她而言都是情感的宣泄,反复而强烈,让人无法忽视她内心深处那份因失去母爱而引发的剧烈动荡。

随后,人们逐渐认识到"母性剥夺",即儿童在早期成长阶段缺失了母亲的爱与关怀会对其人格塑造留下深远的负面烙印。时至今日,我们已明确,出生后一年内形成的"依恋"模式,如同心灵的基石,深刻影响着后续的社交互动与育儿风格。

英国著名儿童精神病学家唐纳德·温尼科特(Donald Winnicott)在其儿科医生的职业生涯中敏锐地观察到,那些情绪与行为上出现问题的儿童,其情绪发展的障碍往往可追溯到婴儿时期。在这些案例中,由于种种因素,母亲未能给予孩子充分的关爱与陪伴。温尼科特强调,为了孩子自我意识的健康成长,首要的是建立一种与孩子紧密相连的深切情感纽带,他称之为"母性沉浸"。而"理想母亲"给出的适度的深情与关怀,能让孩子感受到自己存在于世的连续性与确定性。这里的"适度",并非指不过度溺爱,而是指真诚且恰当地响应婴儿的需求,实现母子间的心灵契合。反之,若母亲在孩子生命的初期未能提供无条件的爱,或是缺乏必要的情感共鸣与怀抱,孩子的自我连续性发展将受到重创,可能形成与"真我"相背离的"虚假自我"。

精神分析学派的重要人物、弗洛伊德学派的米歇尔·巴林特

(Michael Balint)，在其著作《基本缺陷》中，揭示了传统精神分析方法在某些情况下非但未能促进康复，反而加剧了患者的病态依赖倾向。巴林特指出，这种状态的根源在于"基本缺陷"，它源于婴儿时期母爱的缺失与照顾的不足，导致个体在面对问题时倾向于依赖而非解决。

温尼科特的"虚假自我"理论与巴林特的"基本缺陷"概念均为心理学领域的开创性贡献，它们共同揭示了早期养育环境对人格障碍形成的关键影响，强调了人生初期母爱与关怀的重要性。

大量后续研究进一步证实，那些在生命早期未能获得适当关爱与照顾的个体，更易罹患严重的人格障碍。此阶段的虐待与忽视，无论以何种形式出现，均可能导致极其严重的后果。母亲无条件的爱是孩子构建稳固自我认同的基石；一旦这一基石受损，个体的自我将变得异常脆弱，难以与他人建立深厚的情感联系。

分离——个体化期的障碍与挑战

随着幼儿逐渐从婴儿期迈向学步期，大约在一岁半至三岁之间，他们步入了一个关键的发展阶段——个体化时期。在此阶段，孩子们开始经历与母亲日益显著的分离过程。为了确保这一过程的平稳进行，母亲须扮演双重角色：既是满足孩子需求的守护者，也是适时放手、鼓励独立的引导者。若分离过程过快或母亲难以割舍，都可能阻碍孩子的个体化进程与心理成长。

在这个阶段，孩子们还面临着另一项至关重要的成长任务——构建"对象恒常性"的认知。婴儿时期，他们与母亲的关系仿佛是由一连串即时的互动片段拼接而成，每个瞬间都独立而具体：饥饿时的哭泣换来母亲的哺育，吃饱后则是满足的安宁。这种关系中，母亲的形象随着需求的即时满足与否而频繁"切换"，填饱肚子的那一刻是"好母亲"，未能及时响应时则成了"坏母亲"。这种将同一位母亲在不同情境下"分裂"看待的现象，被精神分析学家梅兰妮·克莱因（Melanie Klein）精辟地称为"部分对象关系"。然而，随着孩子的成长，他们需要跨越这一局限，学会将母亲视为一个稳定、持续存在的整体，即建立起"整体对象关系"。这一转变标志着孩子认知和情感发展的重大飞跃。

遗憾的是，在某些情况下，尤其是那些罹患严重人格障碍的个体，由于"整体对象关系"未能得到充分发展，他们往往容易退回到"部分对象关系"的思维模式。在这种模式下，人际关系的评判标准变得极端且片面：符合个人意愿时，对方便是"好人""朋友"；一旦不合心意，则迅速转变为"坏人""敌人"。这种"非黑即白"的二元对立，体现了思想和情感在两极之间的剧烈波动。

克莱因将这种心理状态命名为"偏执－分裂位"，并强调它与随后可能发展出的、更加成熟和健康的"抑郁心位"截然不同。

在"抑郁心位"中，个体能够进行自我反省，承认并接受自己的过错，这是"整体对象关系"成熟发展的结果，也是建立深刻、全面人际关系的基石。（见图 2-1）

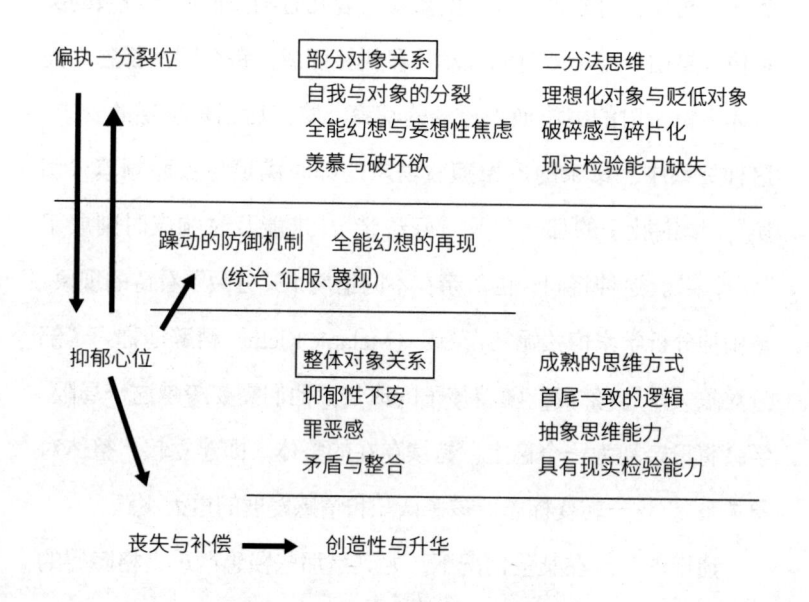

```
偏执－分裂位    部分对象关系        二分法思维
                自我与对象的分裂    理想化对象与贬低对象
                全能幻想与妄想性焦虑 破碎感与碎片化
                羡慕与破坏欲        现实检验能力缺失
                ─────────────────────────────────
                躁动的防御机制  全能幻想的再现
                       （统治、征服、蔑视）
                ─────────────────────────────────
抑郁心位        整体对象关系        成熟的思维方式
                抑郁性不安          首尾一致的逻辑
                罪恶感              抽象思维能力
                矛盾与整合          具有现实检验能力
                ─────────────────────────────────

        丧失与补偿 ──▶ 创造性与升华
```

图 2-1　克莱因对象关系理论框架

在"偏执－分裂位"的心理状态下，个体倾向于将所有负面情绪和不良事件的责任无意识地投射到他人身上。这不仅是人格障碍患者所展现出的深刻的"脆弱性"，也是其潜在有害的"攻击性"的根源。一点微不足道的小事就可能触发强烈的愤怒，甚至升级为极端行为，如暴力冲突或家庭悲剧，往往是因为个体无法接受事情发展不如自己所愿。父母与子女间的悲剧性冲突便是这一特性的极端体现。

奥托·克恩伯格（Otto. Kernberg）将具有这一特征的人格障碍定义为"边缘型人格结构"，这一概念巧妙地揭示了这些障碍位于精神病与神经症之间的模糊地带，广泛覆盖了现代心理学中提及的多种人格障碍类型。相比之下，轻度强迫型人格障碍和回避型人格障碍则被视为"神经质人格结构"的一部分，而边缘层次的人格障碍则反映出个体在"对象恒常性"与"整体对象关系"构建过程中的显著不足。（见图 2-2）

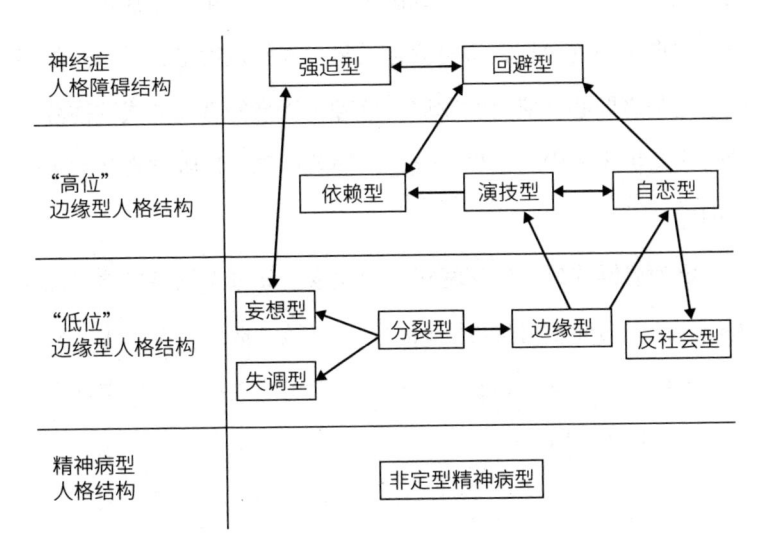

本图基于"人格障碍的主要理论"中的原有框架进行了部分调整

图 2-2 克恩伯格人格障碍概念框架

在孩子的成长过程中，平衡地给予他们内心的安宁与满足感，并适时地促进他们的独立，是推动"对象恒常性"与"整体对象关系"健康发展的关键。然而，这一过程若遭遇诸如母亲健康问题、离世，或是家庭关系破裂等外部挑战，可能会受阻，导致孩子的心理发展停滞不前，甚至以扭曲的形态展现。此外，即便母亲在侧，若出于种种原因无法全心全意地投入爱与关怀，同样会对孩子的心理成长造成不利影响。

此外，过度溺爱同样不利于孩子的健康成长。在适当的阶段，孩子需要经历从完全得到满足到逐渐学会承受小挫折、培养耐心与自制力的过程。溺爱会延长母子间的过度融合状态，阻碍孩子这些重要心理能力的发展。这种不恰当的育儿方式往往源于父母或监护人的内心创伤与焦虑，导致他们难以维持育儿的平衡与理性。

更为遗憾的是，当家庭状况迫使亲生父母无法亲自承担抚养责任，孩子转而由祖父母照顾时，或当孩子健康状况堪忧，父母因过度担忧而忽略了必要的管教时，都可能在孩子成长道路上留下难以弥补的遗憾。

自恋病理的解析

在成长的关键阶段，尤其是从婴儿期至四五岁间，个体经历着与母亲及外界逐步分离并发展自我认同的过程，这是自恋心理构建的重要时期。美国著名精神分析学家海因茨·科胡特（Heinz Kohut）以其对自恋型人格障碍的深入治疗与研究，为我们揭示了这一过程的复杂性，即不再将**自爱**视为**对象爱**之前的稚嫩阶段，而是强调自爱与对象爱并行不悖，共同构成**成熟自我爱**的基础。

正如第一章所述，自爱是一种内在的力量，关乎自我珍惜与照护。当它以平衡、适度的方式被滋养时，个人便更有可能享受充实而幸福的生活。父母在此过程中扮演着至关重要的角色，他们须恰当满足孩子的自爱需求，同时引导孩子逐步独立，减少对父母的依赖。这一过渡若过于急促或父母持续过度控制，都可能阻碍健康自爱的形成。

随着分离与个体化时期的悄然降临，婴儿那原本混沌未分的自爱情感开始逐渐分化，并步入"骄傲自负"与"父母理想形象"的构建阶段。"骄傲自负"犹如一个充满无限可能的小宇宙，深信自己无所不能，时刻渴望获得母亲温暖而赞许的目光与守护。而"父母理想形象"则是童年记忆中那如神祇般存在的母亲形象——坚强、温柔、无所不能，是孩童心中最完美的存在。这两者，作为桥梁，连接着婴儿原始的自爱与日后更为成熟、复杂的"自尊心"及"个人理想"。

科胡特深刻洞察到，若"骄傲自负"的表现欲与认可需求未能在早期得到父母足够的回应与满足，这份渴望便可能深埋心底，逐渐演变为病态的自恋倾向。同时，当"父母理想形象"遭遇现实世界的无情冲击，若父母的行为与这一理想形象相去甚远，个体便可能陷入过度理想化的泥潭，难以自拔，持续受其支配。

对于拥有清晰记忆的我们而言，不妨回望童年时光。是否还记得那些"妈妈，你看！"的瞬间，满怀期待地寻求着父母的关注与认可？又是否记得，那个曾经被视为无所不能的父母形象，如何在岁月的流逝中逐渐褪色，变得不再那么遥不可及？这一过程，正是自爱情感从稚嫩走向成熟的必经之路。若我们至今仍深陷于对父母的过度理想化之中，或是对外界的认可抱有不切实际的渴望，那么，这一成长的过渡或许将充满挑战与坎坷。

在治疗自恋型人格障碍的实践中，科胡特敏锐地观察到，患者往往会展现出一种年轻、自负且自我膨胀的形象，他们迫切地寻找着能够映照并认同自己的"镜子"——在这里，治疗师往往成为这样的存在。这一过程被科胡特形象地称为"镜像转移"或"理想化转移"，它反映了患者内心深处对自我表现与认可的深切渴望——这种渴望，在童年时期未能得到父母的充分满足。这是孩童时期未能实现的自我展现与自我认同的渴望，以及对父母尊重并将之视为理想化存在融入自我内心的未竟之愿。治疗者须以极大的耐心与智慧，在满足患者夸大自我需求的同时，逐步引导其走向更为健康、成熟的自爱之路。（见图2-3）

	"骄傲自负"的区域	全能对象（理想化对象）的区域
健康的成熟形态	积极的自我评价 自信、自尊心	对他人的共鸣、现实客观的理想 创造性、幽默和睿智
自恋型人格障碍	"骄傲自负"阶段 自我表现的欲望 镜像转移	全能对象阶段 父母理想形象的支配 理想化转移
边缘状态	"骄傲自负"碎片化 焦虑症、退缩行为	全能对象的碎片化 神秘体验、模糊的畏惧
精神病状态	"骄傲自负"的 妄想复原	全能对象的妄想复原

本图在科胡特原著《自我分析》（水野信义·笠原嘉监译）的图1基础上进行了调整

图 2-3　科胡特自恋型人格障碍理论框架

然而，年轻且自大的个体往往缺乏自我反省的能力，当现实未能顺遂其意时，他们的全能感便会遭受重创，进而以"自爱的愤怒"形式爆发出来，具体表现为大发雷霆与愤懑不平。科胡特坦言，这种情境与克莱因所描述的"妄想—分裂位"不谋而合。换言之，科胡特从"自恋障碍"视角探讨的问题，与克莱因的"部分对象关系"理论及克恩伯格的"边缘型人格结构"概念，在本质上有着共通之处，只是切入点和侧重点有所不同。

实际上，科胡特所揭示的这种结构也广泛存在于其他类型人格障碍的治疗实践中，包括表现出反社会行为的青少年犯罪者。众多人格障碍的根源均可追溯至自恋的病理基础。科胡特提炼出的自恋动态[①]正日益渗透并影响着现代人的思维与行为模式。

进一步而言，在众多情况下，人格障碍的根源可追溯到父母因素（包括父母的缺席）。我认为，父母能给予孩子的最宝贵且无可替代的东西，是培养其珍视自我的能力。缺乏这种能力的孩子，在成长的道路上将面临重重挑战。这一点，作为成年人，我们不应忽视。

诚然，后续的生活经历同样会对人格的形成产生一定影响，但与生命早期获得的爱与关怀相比，这些影响的权重会随着年龄增长而逐渐减弱。然而，在某些极端情况下，如面对丧失、重大挫折或迫害经历时，个体的人格可能会发生急剧变化。值得注意的是，一个人在生命早期所经历的不幸越多，晚年时这些不幸对其产生的负面影响似乎也更为显著。

心理创伤与人格障碍的新视角

近年来，人格障碍发病机制的研究取得了显著进展，这些进展在很大程度上得益于对 PTSD（创伤后应激障碍）的深入探索。

[①] 科胡特等心理学家对自恋进行了深入研究，并提炼出了自恋动态这一概念，用以描述自恋倾向在个体思维和行为中的表现。具体来说，自恋动态可能包括以下几个方面：1.自我中心化；2.夸大自我价值；3.缺乏同理心；4.情感依赖。——译者注

其中，朱迪思·赫尔曼（Judith Herman）的著作《创伤与复原》尤为引人注目。赫尔曼通过详尽分析家庭暴力、强奸受害者及越南战争退伍军人的临床案例，不仅深刻描绘了 PTSD 的症状图谱与康复路径，还敏锐地指出 PTSD 患者常伴随的人格问题特征，这些特征往往被归类为边缘型人格障碍，从而为中井久夫等学者提出的"心理创伤是边缘型人格障碍重要诱因"的假设提供了有力支持。

随后，一系列针对人格障碍与创伤之间关联的研究相继发表，进一步巩固了这一领域的认知。图 2-4 所示的研究以精神科诊所的患者为样本，通过问卷调查的形式，探究了患者儿童期及青年期遭受的心理创伤与其后发展出的人格障碍类型之间的关系。研究结果显示，多数人格障碍的形成与创伤经历紧密相关，尤其是边缘型人格障碍，在身体虐待和性虐待的受害者中尤为普遍，这一趋势在其他研究报告中亦得到了广泛验证。

此外，不同类型的心理创伤对人格障碍的影响呈现出差异化特征：身体虐待不仅与边缘型人格障碍相关，还常见于妄想型、分裂型和反社会型人格障碍；性虐待更多地与边缘型和表演型人格障碍相关联；而精神虐待普遍存在于各种人格障碍之中；至于精神忽视（漠视），则对回避型和分裂型人格障碍的影响更为显著。

值得注意的是，除了来自父母的伤害以外，同龄人的欺凌同样构成了一种重要的创伤经历，尤其在分裂型、妄想型、反社会型和回避型人格障碍的患者中更为常见。

然而，随着研究的深入，我们也认识到心理创伤并不一定导致人格障碍，对大规模普通人群的调查揭示出创伤与人格问题之间的直接因果关系相对有限，表明许多个体即便面对逆境，也能成功适应并成长。

因此，当我们探讨人格障碍的成因时，必须综合考虑多种因素，包括但不限于严重或反复的心理创伤、不良的养育环境、遗传因素以及社会因素等。特别是社会因素，本书将在后续章节中详细探讨，以更全面地理解人格障碍的复杂成因及其干预策略。

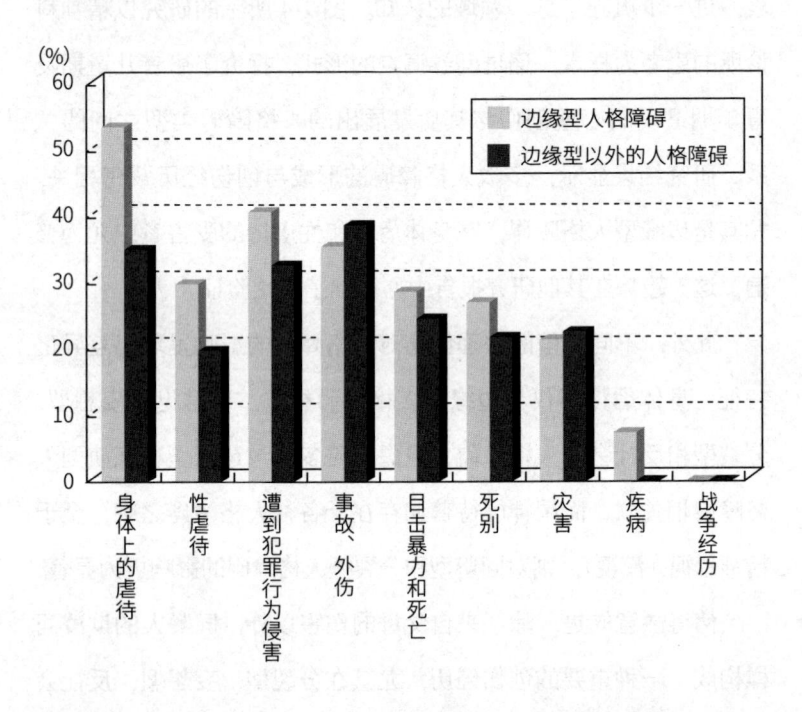

图 2-4 儿童期·青少年时期的创伤经历与人格障碍关联分析

社会因素对人格形成的深远影响

　　人格，是自出生起，经由无数生活体验的累积与塑造而逐渐形成的。在这一过程中，社会因素与个人因素并驾齐驱，共同塑造着每个人的独特面貌。

　　为了深刻理解社会因素的重要性，我们可以将目光投向肥胖这一社会现象。正如第一章所阐述的，双胞胎研究揭示，遗传因素在肥胖成因中占比为五至八成。然而，五十年前，日本的肥胖人口极为稀少。回溯至六十年前，当时的人们几乎无法预见到，在营养不良仍是一个普遍问题的背景下，肥胖竟然会演变成一个威胁生命的健康风险。这一转变，无疑是对社会环境深刻变化的直接反映，而非个别案例所能涵盖。

　　人格障碍的形成同样深受社会因素的影响。不同的社会文化环境塑造了截然不同的人格特征。例如，在一些社会中，人们被不厌其烦地教导要独立自主，尊重他人，避免给他人带来麻烦；而在另一些社会里，坚持个性与自我表达被视为重要品质。此外，随着科技的进步，电子游戏、视频和互联网等新兴娱乐方式让个体能够随时随地享受独处的乐趣，这与传统上孩子们聚在一起玩耍、共同体验乐趣的社会环境大相径庭，也进一步影响了现代人格的形成。

社会环境和价值观的这些深刻变化，对人格形成的影响难以估量，但遗憾的是，它们往往并未得到足够的重视和关注。

如今，在现代社会中，人格障碍问题日益凸显，其背后往往隐藏着社会结构和价值观变迁的影子。许多人格障碍现象正是这些社会变化的直接或间接结果。

社会的变迁是多维度的，其表现形式丰富多样。但从人格障碍的视角来审视，不难发现日本社会在一定程度上正日益呈现出以自我为中心的趋势。这种倾向，若与个性障碍中潜在的自爱失衡的病理机制相联系，也就不难理解为何人格障碍在当代社会愈发突出了。

因此，对人格障碍的深入探讨，激发了我们对理想社会形态的深刻反思。

从"悖德狂"到DSM-Ⅲ的医学认知进程

从这个视角来看，人格障碍的诊断概念本身深受社会条件与文化背景的影响。其历史演变，不仅是社会现象催生特定症状的过程，也是社会逐步为这些现象贴上医学或心理学标签的历程。

在西方精神病学领域，"人格障碍"这一概念的雏形可追溯至1835年，当时詹姆斯·卡沃斯·普里查德（James Cowles

Prichard），作为普里斯托尔癫狂院的医生，首次提出了"悖德狂"（moral insanity）这一概念。他将其定义为一种对自然情感、情爱、性癖、气质、习惯、道德素质及本能冲动的病态偏离或倒错。随后的 19 世纪，还出现了如"变质性脱离"和"道德痴愚"等术语，这些概念深刻反映了维多利亚时代强烈的道德观念，以及对道德缺失的强调。

时间推进至 1905 年，埃米尔·克雷佩林（Emil Kraepelin）的工作为德国精神病学奠定了正统基础，他引入了"精神病态人格"的分类，并将其细分为七种类型。这是首次在人格障碍的描述中摒弃了"不道德"的价值判断，转而采用更为客观的医学视角的概念分类。随后，库尔特·施耐德（Kurt Schneider）进一步发展了这一理论，将"精神病态人格"重新划分为十种类型，这一分类体系为现代人格障碍的分类体系奠定了基石。

然而，"精神病质"这一概念蕴含强烈的素质论色彩（即这些素质是先天的），深深烙印着预防与治疗皆具挑战性的意味，尤其在司法精神医学领域内，它作为精神鉴定的重要术语频繁出现。在司法实践中，尽管这一概念在减轻责任能力与罪责方面为个体提供了某种程度的庇护，却也无形中给个体贴上了"非完全责任人"的标签。这一概念，从根本上讲，偏离了治疗的核心目标。

与此同时，在维也纳，著名执业医师西格蒙德·弗洛伊德通过深入研究歇斯底里与神经症，致力于构建一种全新的精神病学框架——精神分析学。值得注意的是，许多当时被弗洛伊德诊断为歇斯底里的病例，在现代可能会被重新归类为边缘型人格障碍或表演型人格障碍；而神经症的范畴内，也包含了一些基于人格障碍基础的病例。

弗洛伊德对于人格结构的独特见解，尤其是他通过口腔期、肛门期、性器期等发育阶段的停滞来解释个性病理的理论，极具影响力。他认为歇斯底里和依赖型人格障碍与口腔期相关联，强迫型人格障碍则与肛门期紧密相连，而自恋型人格障碍则与性器期的停滞有关。此后，马斯特森进一步延伸了这一思路，尝试用口唇期停滞来解释边缘型人格障碍。然而，随着研究的深入，人们逐渐认识到严重的人格障碍往往涉及多个停滞阶段的复杂交织，这一单一阶段的分类方法逐渐被淘汰。

尽管如此，弗洛伊德的精神分析疗法无疑开创了人格障碍医学治疗的先河，其重要性不言而喻。随后，他的追随者，如巴林特和科胡特等，更是在此基础上不断拓展人格障碍的治疗前沿。

转眼至20世纪50年代末的美国，一个全新的时代序幕悄然拉开。作为二战的战胜国，美国正享受着前所未有的经济繁荣与民主氛围，个人主义风气日盛。这与日本自80年代以来的社会变迁有着异曲同工之妙。恰在此时，一群游走在精神病与神经症的边缘，被称为"边缘群体"的患者，开始在精神科病房与诊所中引起治疗者与医护人员的广泛关注。

正如我们之前所探讨的，克恩伯格在1967年率先以"边缘型人格结构"的理论框架，对这种心理状态进行了系统化的阐述，这标志着人格障碍正式步入治疗领域的视野。这一发展也意味着，人格障碍在社会中的普遍性已不容忽视，其存在深刻地改变了精神病学对人格障碍的认知与定位。

1980年，美国精神医学学会（APA）发布的DSM-Ⅲ（《心理障碍诊断与统计手册》第三版）中，首次将"边缘型人格障碍"确立为一个独立的诊断类别，并将临床疾病与人格障碍置于并列但不同层级的诊断结构中。具体而言，临床疾病属于第一轴诊断，而人格障碍则归入第二轴诊断。这一变革体现了人格问题不再被视为个别特殊的病例。因此，如"第一轴诊断：恐慌症；第二轴诊断：表演型人格障碍"这样的双轴诊断模式应运而生。

关于DSM的操作性诊断标准，尽管支持与质疑的声音并存，但不可否认的是，这些明确的标准促进了基于客观数据的研究加速发展。然而，在追求量化精确的同时，我们也应警惕，不要忽视个体背后复杂而深刻的本质因素。

随着时间的推移，DSM经历了进一步的修订与完善，并于1994年推出了DSM-Ⅳ。本书正是基于DSM-Ⅳ的诊断概念与分类体系构建而成。

至此，人格障碍不仅获得了学术界的广泛认可，也向公众展示了其普遍存在的现实。在美国，人格障碍的患病率估计高达10%～15%，而日本的相关数据或许也已逐渐接近这一水平。

在接下来的第二部分中，我们将按类型逐一剖析那些因生活困境与适应策略不当而衍生出的各种人格障碍，以期为读者提供更全面、更深入的解读。

第二部分

人格障碍的类型与应对策略

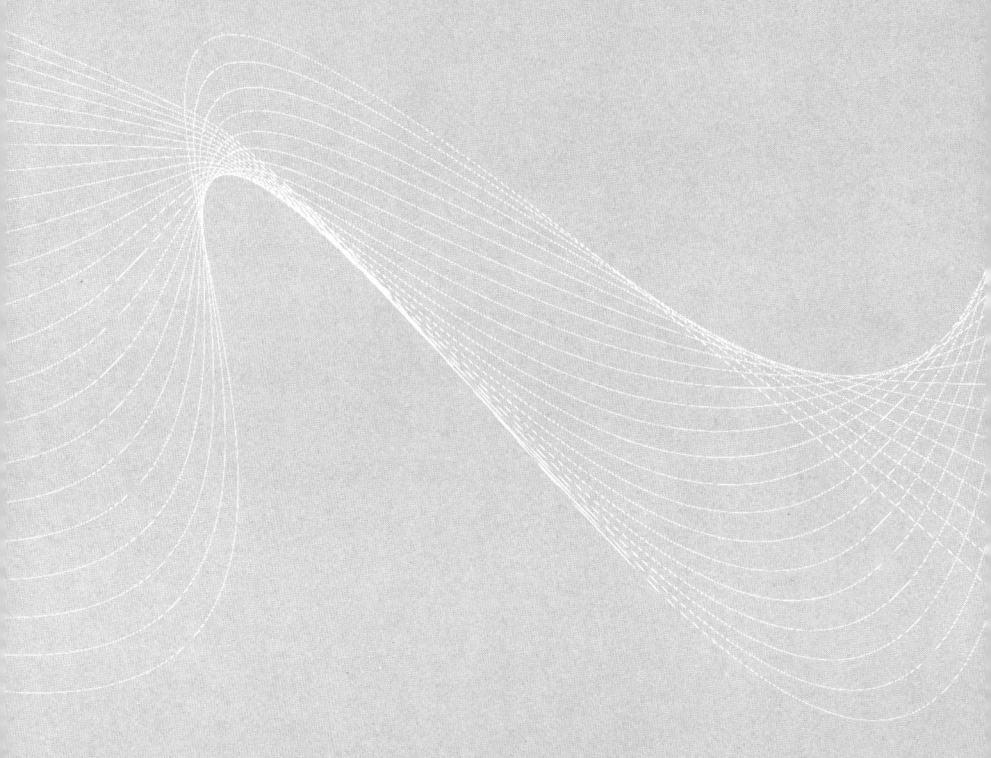

人格障碍患者往往会形成一种特定的、根深蒂固的行为模式，这种模式源于他们内心深处对安全感的渴求及未获满足的认可需求。这种模式是在应对生活挑战的过程中逐渐形成的，既具有独特的吸引力，也潜藏着不容忽视的风险。

接下来，我将深入剖析各种类型的人格障碍，力求详尽。

对于每一种人格障碍类型的描述，我们都严格依据美国精神医学学会制定的《心理障碍诊断与统计手册》（DSM-IV）中的诊断标准。此外，本书末尾还附有一份基于DSM-IV编制的"人格倾向自我评估表"，鼓励您充分利用，以便初步了解自己的潜在倾向。请记住，这仅是一种大致的参考，旨在帮助您及您身边的人更好地认识自我。面对这些倾向，无须过度恐慌；只有当这些特征变得极端，严重干扰日常生活及社交活动时，才构成临床意义上的人格障碍（详见第13页《精神障碍诊断与统计手册》）。

值得注意的是，这些倾向并非一时兴起，而是自青少年期或成年早期起持续存在，且非由其他疾病或药物直接引起，才符合诊断人格障碍的条件。

本书旨在区分那些在正常范围内适应良好的人与达到病理水平、需诊断为"人格障碍"的个体。

即便您的特征尚未达到病理程度，了解自身倾向同样至关重要。它能帮助您预见可能遇到的挑战与困境，通过提前准备，有效避免潜在的失败与危机。

值得注意的是，许多人可能同时符合两至三项人格障碍的诊断标准。这也无须特别惊慌，因为纯粹单一的人格倾向较为罕见。大多数情况下，我们的性格是多维度的，可能同时包含多种特质，其中某些特质在某些情境下更为凸显，而在其他情境下则相对隐匿。与"性格固定不变"的传统观念相反，人格是随着年龄增长及环境变化而不断演变的。因此，深入探索自我内心的多面性，对于增进自我理解至关重要。

此外，本书还特别强调了与具有此类特征的人相处的方法，以及个人自我调适的策略。这些建议均基于丰富的临床经验，旨在以实用、可操作的方式，为您提供应对挑战的具体指导。希望这些内容能成为您成长道路上的宝贵参考。

第三章 边缘型人格障碍：爱的边缘行者

边缘型人格障碍

一种人际关系、自我形象和情感不稳定以及显著冲动的普遍模式；起始不晚于成年早期，存在于各种背景下，表现为下列 5 项（或更多）症状：

(1) 极力避免真正的或想象出来的被遗弃。

注：不包括诊断标准第 5 项中提到的自杀或自残行为。

(2) 一种不稳定的、紧张的人际关系模式，以极端理想化和极端贬低之间的交替变动为特征。

(3) 身份紊乱：显著的持续而不稳定的自我形象或自我感觉。

(4) 至少在两个方面有潜在的自我损伤的冲动性（例如消费、性行为、物质滥用、鲁莽驾驶、暴食等）。

注：不包括诊断标准第 5 项中提到的自杀或自残行为。

(5) 反复发生自杀企图、自杀威胁，或自残行为。

(6) 由于显著的心境反应所致的情感不稳定（例如强烈的发作性的烦躁、耐烦或是焦虑，通常持续几个小时，很少超过 3 天）

(7) 持续的空虚感。

(8) 不恰当的强烈愤怒，或难以控制的愤怒爆发（例如经常发脾气、持续发怒、重复性斗殴）。

(9) 短暂的与应激有关的偏执观念或严重的解离症状。

DSM-IV-TR《精神障碍诊断与统计手册》第四版修订版［美国精神医学学会（APA）］

特征与背景解析

探索"边缘"的边界

边缘型人格障碍,作为近年来日益受到公众关注的心理障碍之一,正逐步揭开其神秘的面纱。"边缘型人格障碍"或"Borderline Personality Disorder"(BPD)等词语如今常被大众提及,或许已不再是一个陌生的词语。这一现象不仅反映了社会对心理健康问题的认知加深,也说明了对治疗此类复杂障碍的迫切需求。随着认知的提升,那些曾被视为无解的个性难题,如今正逐步找到通往康复的道路。

美国精神病学先驱罗伯特·帕尔默·奈特(Robert P. Knight)对"边缘(Borderline)状态"进行了详尽描绘,随后克恩伯格则进一步将其理论化,提出了"边缘型人格结构"的概念。两者虽侧重点略有不同,但均聚焦于精神病与神经症之间的模糊地带——"边缘",这一广阔而复杂的领域。

时至今日,边缘型人格障碍的定义已更为精确,但历史的痕迹依旧可见。在实际诊断中,被贴上"边缘型"标签的个体,其症状表现往往交织着多种人格障碍的特征,使得治疗过程充满挑战。不同治疗师可能基于各自的理解与经验,采取不同的干预策略,这也导致了在某些情况下,边缘型人格障碍的诊断存在被滥用的风险,进一步加剧了诊断的复杂性和争议性。

面对如此复杂且难以捉摸的障碍，即便是专业人士也时常感到困惑，更遑论普通大众。为了更直观地理解边缘型人格障碍，让我们通过两个具体案例来窥探其真实面貌：一个是在普通医疗机构寻求帮助的个体，另一个则是因行为问题而涉及司法系统的案例。

内心的"绝望之虫"

踏入心理门诊的21岁女性Ａ子，面容中流露出难以言喻的忧郁。她仿佛失去了生活的动力，对周围的一切都感到空洞乏味。她的言语中充满了对自我的否定以及对死亡的渴望，不断重复着"厌倦活着""对自己感到厌烦""渴望消失"的话语。在日常生活中，Ａ子显得力不从心，许多本应自己承担的事情都推给了男朋友。然而，她的情绪并非一成不变处于低落状态。当置身于喧嚣的俱乐部或购物中心时，她仿佛变了一个人，瞬间充满了活力与光彩。

Ａ子每次造访时，时而明亮耀眼、精力充沛，时而又黯淡无光、深陷沮丧。她坦言自己难以独处，对男朋友的依赖深重，却又在言语间透露出渴望结束这段关系。在俱乐部偶遇的男性让她一时迷失，出轨后的自责与懊悔如同巨石般压在她的心头，使她再次陷入绝望的深渊。而男友的些许冷淡便会触动她敏感的神经,让她担忧被遗弃,甚至不惜吞下大量安眠药作为逃避现实的手段。即便是在情绪逐渐平复的日子里,死亡的念头仍不时在她脑海中浮现,她形容那是一种"想死的虫子在心头啃噬"的痛楚。

尽管出身于一个经济条件优越的家庭,享受着充裕的生活补贴,且并未遭遇家庭暴力,但 A 子的内心却似乎被某种不为人知的痛苦所困扰。她的父亲虽然始终陪伴在侧,但那份深沉的忧虑与不解却难以掩饰。值得注意的是,在 A 子的成长轨迹中,父亲的陪伴似乎远远超过了母亲,这一点不禁引人深思。

她自小便被父亲宠溺,内心深处对母亲怀有强烈的不满与执着。A 子的母亲身体虚弱,精神上也显得较为幼稚,在 A 子童年时期有过过度呼吸症发作、离家出走的情况,如果 A 子将复杂的问题告诉母亲,母亲可能会因为无法承受而产生过于激烈的反应。因此,在复杂的问题面前,她更倾向于向父亲寻求帮助与理解,而非母亲。进入高中后,与母亲相处的时间更是让她感到烦躁不安,仿佛每一刻都在忍受着难以言喻的痛苦。

而当母亲试图给予更多关注时,这种"过度的关心"反而让她感到更加愤怒与无助。

渴求虚妄温暖的少女

少女 B 菜,年仅十八岁,因涉及毒品与卖淫行为,不幸被送入了少年管教所。自幼年起，她的命运便坎坷多舛。尚在襁褓之中时，母亲便与情人私奔，留下她与父亲相依为命。然而，父亲深陷酗酒恶习，无力给予她应有的关爱，三岁那年，她便被送往祖父母家抚养。但祖父性格暴烈，对她动辄施以暴力，这迫使她频繁离家出走。母亲虽偶有回归，却屡次违背重逢的承诺，让她更加孤苦无依。

自中学时代起，B菜便踏入了歧途，盗窃、无证驾驶、滥用稀释剂及兴奋剂等违法行为接踵而至，最终她被送往儿童自立支援机构，却在那里找到了逃离的机会，投身于风月场所。在那里，她与电话中结识的几位男性发生了援助交际，甚至与其中一人同居。然而，当发现男友将她的血汗钱挥霍于其他女性身上时，绝望之下，她尝试自杀，最终与男友分道扬镳。这次打击让她更加沉沦，与另一名电话中认识的男子陷入了兴奋剂的泥潭。即便是微不足道的争执，也能轻易触发她再次自杀的念头。

被送入少年管教所时，B菜的身心均已伤痕累累。她对外界给予的每一丝微小的关怀与善意都感激涕零，但若遭遇丝毫冷淡，便会立刻陷入绝望，生无可恋。"哪怕只是虚伪的温柔，我也渴望被这样对待。"这句话，是她内心深处对爱与温暖的深切渴望。

情绪波动的极端体验

边缘型人格障碍的显著特点在于情绪与人际关系的剧烈波动，在两个截然相反的极端之间快速变动。昨日或许还沉浸在极致的喜悦之中，今日却已跌入世界末日的阴霾。这种情绪的急转直下，往往由一些看似微不足道的事件触发，让人措手不及。

在"抑郁"的阴霾笼罩下，世界失去了色彩，自我价值感跌至谷底，绝望与自我厌恶交织成一张密不透风的网，甚至催生出自毁的念头。

然而，这种深度的"抑郁状态"并非连绵不绝，而是以一种间歇性的方式出现，这正是边缘型人格障碍的独特之处。即便整体看似漫长而沉重，仔细观察之下，仍能在阴霾的缝隙中捕捉到一丝蓝天的光芒。以 A 子为例，即便身处所谓的"抑郁状态"，她仍能在偶尔的快乐时刻带着雀跃的心情外出游玩。这种情绪的变化，更像是热带地区的疾风骤雨，来得猛烈去得也快，与持续不断的抑郁症阴霾截然不同。

在人际关系中，边缘型人格障碍患者同样展现出在两个极端间摇摆的特性。他们始终在寻求一个能给予他们支持、满足其情感渴求的伴侣。一旦遇到这样的人，他们会对对方寄予极高的期望，视其为生命中的唯一，甚至将其理想化，认为对方无所不能。有时，这种依赖会演变为对母亲或父亲角色的寻求，导致他们对伴侣的依赖感不断加深。

然而，这种关系难以持久是显而易见的。一旦对方无法满足其过高的期望，表现出畏惧或回避的态度，甚至感到厌倦，患者便会深陷被抛弃的恐惧之中，竭尽全力试图维系关系或采取极端行为，以吸引对方的注意。尽管他们可能暂时成功留住对方，但一旦对方退缩疏远，由于过高的期待未能实现，患者会在经历强烈失望的同时，感受到被背叛的愤怒。这种情绪的反弹是极为激烈的，不仅可能表现为言语上的攻击，还可能采取让对方难堪的行动，进一步加剧对方的恐惧，最终往往导致关系破裂。

在这种不断重复的人际交往模式中，患者及其周围的人都容易受到伤害，感到疲惫不堪。

自杀意念与心理控制的困境

边缘型人格障碍患者的行为与情绪特征显著地表现为"在两个极端间摇摆不定"。

这种不稳定性的根源深植于他们对爱的极度渴望以及对被重要的依赖对象抛弃的深切恐惧之中。这种心理状态往往促使他们采取一系列有害的行为作为应对策略，不经意间对周围人施加心理上的影响与控制，形成了一种"情感操控"的循环。

在边缘型人格障碍的众多表现中，自残行为与自杀企图无疑是最为严重且不容忽视的方面。自杀企图及其背后的心理调控机制，是探讨边缘型人格障碍时不可或缺的重要特征。

患者寻求治疗的契机，往往始于自杀企图的浮现。此外，伴随而来的抑郁情绪、恐慌发作、饮食障碍、躯体化症状以及药物滥用等问题，同样构成了需要医疗介入的紧迫信号。

直接威胁生命的自杀意念，对患者本人及其周围人群构成了巨大的心理压力。在生死未卜的阴影下，即便是原本对患者持否定或消极态度的人，也可能因担忧"万一成真"而暂时放下成见，给予患者必要的关爱与支持。

然而，一旦患者的情绪状态有所回升，外界的过度宠溺与讨好便往往难以持续，这可能导致患者自杀意念或极端行为再次出现。周围的人因此再次陷入动荡与不安，仿佛又陷入了一场以爱与生命为赌注的危机轮回。

起初，周围的人对于患者频繁的自杀企图表现出焦躁与不安，但随着时间的推移，最终只能无奈地发出"又来了"或"如果真是无法避免，那就随它去吧"的叹息，使得患者重新振作的机会变得更加渺茫。而当周围人的反应愈发迟钝时，患者往往会陷入越来越绝望的自我诉求中，最终可能迎来不幸的结局。

被忽视的抑郁与深刻的自我否定

在探讨自杀意念与自残行为时，一个常见的误解是将之视作为吸引他人注意而刻意制造的"表演"。人们可能会认为患者并未真正试图结束生命，只是装出一心求死的样子，让周围的人陷入恐慌。确实，边缘型人格障碍中的自杀念头与自残行为，尤其是与表演型人格障碍相结合时，可能带有某种寻求关注的成分。然而，简单地将这些行为归结为"哗众取宠"是极其危险且不负责任的，因为这忽视了这些行为背后深藏的、强烈的自我毁灭冲动。

在讨论边缘型人格障碍的核心特征时，这种自我毁灭的冲动尤为根深蒂固且强烈，患者内心深处甚至渴望自己的存在彻底消失。由于这种冲动并非单纯由抑郁症等单一疾病引发，因此其处理难度往往更大。

我们目睹了极端案例：有人不惜切断动脉与神经，留下触目惊心的伤痕；有人在上臂至前臂上用刀划下三十多道伤口；更有甚者，试图切断颈动脉，险些丧命。

这些重复的自杀尝试，绝非轻率的"表演"，而是心灵深处对死亡的徘徊与挣扎——"就差一点，就差一点"，每一次都在死亡的边缘徘徊。对他们而言，生存并非理所当然，而是如同走钢丝般，每一步都充满艰辛与不确定。他们时刻担心这份来之不易的安稳会戛然而止。

那么，为何他们如此难以把握生命的价值？这股不惜一切代价伤害自己的冲动究竟源自何方？深入探究，边缘型人格障碍的另一核心特征逐渐显现——深刻的自我否定感。

这种自我否定不仅促使他们陷入药物滥用、性放纵、危险行为乃至违法犯罪的旋涡，更让他们以极低的价值感对待自己。一句简单的赞美，就可能让他们轻易与他人发生亲密关系，或是完全不考虑后果就冲动地步入婚姻。

患有边缘型人格障碍的人常常深受自我否定与被抛弃感的困扰，这种感受导致他们内心充满空虚与沮丧。为了缓解这种痛苦，他们寻求各种形式的"兴奋剂"来分散注意力，无论是沉浸在爱情、性爱、药物、自残还是偷窃中，这些令人心跳加速的行为都能短暂地提升他们的情绪，使他们暂时逃离沮丧与空虚的深渊。然而，从长远来看，这些行为带来的负面后果往往远大于短暂的慰藉，使得边缘型人格障碍患者的行为在得失之间并不平衡。

他们对自己抱有深深的厌恶，不仅低估了自己的价值，认为自己无趣且低劣，更常常将自己视为肮脏、丑陋、可悲且不值得存在之人。这种强烈的自我否定并非先天形成，而是他们在成长历程中逐渐形成的。特别是与父母及家庭环境的关系，包括与兄弟姐妹的互动，往往在塑造这种自我否定感方面起到了至关重要的作用。

对父母的执着根源探析

边缘型人格障碍患者普遍展现出一种对父母深深依恋的情感。那些在爱的滋养下健康成长、获得适当庇护与引导的孩子，随着年龄的增长，会自然而然地在精神和社会层面"毕业"，迈向独立。父母的角色，曾如生命中最坚实的后盾，其重要性却随着孩子的成长而逐渐淡化，如同儿时珍藏的玩偶，虽依旧珍贵，却失去了控制力和影响力，已不再是生活的全部。这是成长路上自然且正常的转变。

然而，若孩子在成长的关键阶段未能获得适当的爱、养育与保护，他们便难以顺利完成与父母的心理"分离"，导致成年后仍深陷对父母的执着之中。反过来说，这种持续的依恋，往往透露出其童年时期经历过一些特殊的事情。

进一步而言，若孩子在成长的关键阶段未能得到充分的满足与引导，该阶段的发展任务可能会滞留。反之，如果错过了在适当时期促进孩子独立的时机，也可能会对孩子的自我成长和社会适应能力造成不利影响，即"筑巢"的过程会遭遇挫折。总之，对于孩子的成长来说，适时地完成必要的任务至关重要。

从这个角度来看，边缘型人格障碍患者普遍存在一个显著的共同点：他们未能顺利地从对父母的依赖中"毕业"，进入更加自主的生活阶段。虽然这一特征在其他类型的人格障碍中也有所体现，但在边缘型人格障碍患者中更为普遍且显著，表现为对父母的强烈且持久的依恋。即便年龄渐长，这种对父母的痴迷与依赖也往往难以割舍。

追溯其根源，我们可以清晰地看到，这些患者在成长的关键时期，未能从父母那里获得足够的爱与支持。

深入审视个体的生活史与成长轨迹，我们会发现存在一个关键时期。在这个时期，若父母因疾病、离世、离婚等不可抗力因素而缺席，或替代养育者无法有效发挥父母的作用，甚至即便父母双全，但夫妻间存在不和或冷淡等感情问题，都会不可避免地影响到孩子的成长环境。这些家庭内部的动态，如配偶间的不满与焦虑，往往导致父母难以全心全意地投入孩子的抚养与教育之中。孩子长期与那些心不在焉、情感疏离或缺乏自信的父母相处，会严重阻碍他们安全感的建立。而当父母过于沉浸于个人世界，或全力以赴于自身事务时，他们可能无法给予孩子童年时期最为渴求的无条件的爱与关怀。

之前提及的A子和B菜的案例，同样揭示了母爱的缺失对孩子成长的深远影响。这两位的母亲，由于自身所承受的痛苦与困扰，不自觉地将个人的感受置于孩子之上。

B菜的经历尤为令人痛心，她的童年不仅缺乏应有的关爱与照顾，更遭受了暴力和性虐待的摧残，被当作玩具般任意摆布。而近年来，像A子这样来自看似普通家庭的孩子，却也逐渐陷入严重的边缘型人格障碍之中。然而，当我们深入探究，便能逐渐揭开孩子们所面临的冰冷现实。尽管物质条件看似充裕，但孩子们内心深处严酷的心理状态却往往被忽视，这种心灵的贫瘠是外在的富足无法弥补的。那些沉湎于自我世界、难以抽身关注孩子的父母，更是难以察觉到孩子心灵的呼唤。

在这些案例中，我们常常能观察到一种模式：孩子幼时或许表现得无忧无虑、坚强或乖巧，但在患病后，行为却发生了彻底的反转，他们开始不断寻求父母的关注，让父母感到困扰不已。

这背后，往往与家中其他兄弟姐妹的存在有着微妙的联系。孩子可能因为各种理由，如撒娇、体弱等，而渴望得到母亲更多的爱。这种行为，仿佛是在试图夺回那些长期被压抑和忽视的情感需求，或是以一种极端的方式宣告自己的存在，试图独占母亲的爱。

《移魂女郎》与薇诺娜·瑞德的启示

数年前，一部名为《移魂女郎》[①]的电影横空出世，迅速赢

[①] 电影《移魂女郎》（1999年上映，英文名为 Girl, Interrupted）中，苏珊娜（薇诺娜·瑞德饰）本是正值花季的普通少女，却被诊断为"边缘精神错乱症"而送进了精神病院。——译者注

得了广泛的关注与赞誉。该片由薇诺娜·瑞德（Winona Ryder）领衔主演，她此前在《剪刀手爱德华》（*Edward Scissorhands*）和《小妇人》（*Little Women*）中的出色表现已为她赢得了大批忠实粉丝。在《移魂女郎》中，薇诺娜饰演的女主角是一位被诊断出患有边缘型人格障碍的年轻女孩，并因此被送入医院接受治疗。影片细腻地刻画了女主角在医院的生活，她与医护人员以及同龄病友之间的互动既真实又充满了复杂性。

少女的心情捉摸不定，有时会突然感到失落，甚至企图自杀，却又能奇妙地重获快乐。她也不清楚哪个才是真正的自己。每当她以为自己要激烈地追求某人时，态度又会突然改变，甚至选择拒绝对方。就像是在考验身边照顾自己的护理人员一样，她会进行性诱惑或深夜制造麻烦，四处闹腾。

最终，她带着一位病友逃离了医院，然而，这位一同离去的病友却选择了自杀……之后，回到医院的她，不久就平静地出院了，尽管她依旧对自己是否真的生病心存疑惑。

这不仅仅是一个故事，它深刻揭示了边缘型人格障碍患者性格中的复杂面向。

这仿佛就像是青春期的麻疹，在那个阶段，儿时累积的伤痛与毒素如同脓液般爆发出来。患者可能自己也不明白为何会做出那些多变且具有破坏性的行为，而这些行为实际上反映了他们在试图释放童年积压的心理创伤时所经历的内在冲突。

随后，在经历了如同狂风暴雨般的混乱与挣扎后，电影中的少女逐渐找回了内心的平静。这段过程因伤口的深浅而异，可能漫长且痛苦，但终究会迎来风平浪静的时刻。然而，如何度过这段艰难时期，将深刻地影响她未来的生活轨迹。

谈及女主角的扮演者薇诺娜·瑞德，她本人也曾有过精神科的治疗经历，从各种传闻和公开言论中，可以推测她或许正经历着人格障碍的困扰。而近年来，她因入店行窃被捕的消息更是令人震惊不已。

薇诺娜独特的成长经历同样值得我们关注。她的父母是嬉皮士，她自小便在嬉皮士公社中长大，直至十岁才离开。随后，她进入了一所普通学校接受教育，但因遭受欺凌而选择了退学。

幸运的是，薇诺娜在一所戏剧学校中找到了与社会沟通的桥梁。她在14岁时便以电影处女作惊艳亮相，从而踏上了璀璨的明星之旅。尽管在这些辉煌成就的背后，她可能仍在与未完全解决的性格问题作斗争，但不可否认的是，这也正是她独特且引人入胜的魅力所在。

探讨近年来边缘型人格障碍患者激增的原因

边缘型人格障碍在女性中的发病率较高，大约是男性的三倍。美国的数据表明，该障碍影响了大约总人口的2%，并占据了精神科诊所就诊患者的10%左右，而日本也正在逐渐接近这一比例。

已有多项研究指出，边缘型人格障碍患者的快速增长背后隐藏着多种复杂因素。其中，最为人们所重视的是个体与母亲之间的关系问题，但同样也不能忽视父亲角色淡化或缺失的情况。

从众多实际案例中，我们可以观察到一个共同点：这些个体往往未能获得他们成长过程中所必需的爱与关怀，而这一现象并不局限于父亲或母亲某一方。

那么，今天的父母在抚养孩子方面是否相较于过去的父母有所逊色呢？我认为答案是否定的。无论是现在还是过去，父母们都竭尽全力地抚养着自己的孩子。随着物质条件的改善，他们确实能够投入更多的时间和资源来照顾孩子。然而，不容忽视的是，越来越多的迹象表明，情况可能并不乐观。

首先，尽管现代父母得以从繁重的家务负担中解放出来，但他们肩负的职责与追求却远不止养育孩子。在过往娱乐活动匮乏的年代，家庭成员间的互动更为频繁，关系也更为紧密。然而，在当今社会，父母们同样需要顾及个人的兴趣、娱乐以及自我实现的需求。

孩子们天生渴望父母无条件的爱与关注，然而这种渴望正逐渐演变为一种难以触及的奢望。父母可能会以物质或其他形式的补偿来替代直接的情感交流，这样的做法往往导致育儿过程中的"稀薄化"与"空疏化"现象。

同样存在另一种误解，即认为养育孩子应该带来纯粹的快乐。然而，养育过程中的挑战与不如意往往会引发父母的焦虑情绪，甚至使他们对孩子产生"累赘"之感。在当今社会，如果父母过度追求个人享乐，试图将生活重心完全置于自我满足之上，无疑会让孩子们的处境变得更为艰难。

此外，过度专注于抚养孩子也可能带来不良后果。在这样的环境中，父母可能会陷入一种极端状态，过分追求塑造他们心目中的完美孩子。他们关注的不再是眼前真实、独特的个体，而是自己构建的理想化形象，试图通过孩子来实现自己未竟的梦想和期望。这种强加于孩子的自爱满足，对孩子而言无疑是一种悲哀。在庞大的人口基数中，能够脱颖而出成为像铃木一朗[1]、五岛宓多里[2]这样杰出人物的人寥寥可数，他们的成功往往是才华与机遇并存的典范。然而，在这光鲜亮丽的背后，隐藏着无数被父母过高期望所压垮的孩子。这种强加于孩子的期待如同一种隐性的虐待，其深远影响不容小觑。

若将每日新闻中曝光的幼儿与儿童虐待事件视为冰山一角，那么我们不得不正视一个严峻的现实：这一代的父母在养育与保护孩子方面，确实存在着不容忽视的严重缺陷。

---

[1] 铃木一朗（1973年10月22日—），日本爱知县人，是目前效力于美国职棒大联盟西雅图水手队的右外野手。保有大联盟单季最多安打262支的纪录，以及连续10球季200支以上安打的世界纪录。——译者注
[2] 五岛宓多里（1971年10月25日—）是著名的美籍日裔小提琴演奏家，又译美岛莉。——译者注

此外，战后社会迅速向"核家族化"[①]转变，伴随着地域社会的解体，进一步加剧了上述问题的严重性。在过去，与祖父母、叔伯等亲属同居的大家庭环境中，他们会对过度的育儿方式进行干预，这往往起到了一定的制衡作用。同时，邻里乡亲对家庭内部的关注也更为紧密。虽偶有不便，但这无形中形成了一种持续的监督机制，在一定程度上预防了极端事件的发生，如家庭内部的暴力悲剧。

然而，现代的小家庭结构宛如一个个封闭的房间，仅由父母与孩子组成，孩子的命运几乎完全依赖于父母的决策与行为。在这样的环境中，缺乏外部缓冲因素来抵消父母可能带来的负面影响，孩子们在困境中孤立无援。从某种程度上说，父母在家庭中对孩子而言几乎就是独裁者。

父母的情绪状态并非总是稳定可控，他们的烦躁与压力往往不自觉地传递给孩子。在这样一个封闭且缺乏外界干预的空间里，即使父母的行为过激或使用暴力，孩子也难以找到逃避的出口或寻求帮助的地方。这种长期的封闭与压力环境极易导致孩子遭受持续的心理创伤。我认为，近年来边缘型人格障碍等心理问题的迅速增加，与这一历史背景有着深刻的内在联系。

[①] 夫妻两个人与小孩儿组成的两代人的小家庭。——译者注

相处之道

"不变"是最坚实的支柱

在与边缘型人格障碍患者的交往中,必须始终牢记一个至关重要的原则:坚守"不变"的原则是他们最坚实的依靠。这类患者的情绪与对周围环境的态度,常常如同风云变幻,难以捉摸。当他们心情愉悦时,周围的人都能感受到其阳光般的温暖;然而,一旦遭遇挫折或不如意,他们的情绪便可能迅速跌至谷底,愤怒与指责随之而来。

关键在于,无论患者是情绪高涨还是低落,我们都应尽力保持一致的关怀与理解。如果过度地随着患者的情绪起舞,无论是过度的同情还是盲目的配合,都可能使我们陷入其情绪旋涡之中。相反,我们应采取冷静而稳定的沟通方式,作为情绪的"缓冲器",无论患者处于顺境还是逆境,都以平和的心态来面对,让患者感受到持久的、可信赖的关怀,最终提供有效的帮助。

最常见的错误模式是,起初人们往往会投入大量时间,耐心倾听边缘型人格障碍患者的倾诉,并在面对挑战时,出于善意或责任感,激发出强烈的动力与热情。然而,随着患者逐渐表现出依赖倾向,不断寻求情感上的支持与帮助,这种持续的付出会让人感到心力交瘁,最终导致放弃或疏远患者。

遗憾的是,这种情况并非个例。不仅不了解这一心理障碍性质的朋友和家人容易陷入此误区，就连专业的治疗师和精神科医生，也可能重蹈覆辙。

受到最大伤害的是边缘型人格障碍患者本身，因为这种模式可能加深他们"他人终将背弃自己"的不幸观念，这与帮助他们克服障碍的初衷背道而驰。

对于边缘型人格障碍患者而言，最宝贵的帮助莫过于让他们体验到有人能够长期、稳定地陪伴在侧。在决定深入参与之前，我们应当深思熟虑，问自己是否能够持续这种陪伴五年、十年甚至更久。如果仅凭一时的善意、同情或自我满足来行事，最终可能会给患者带来更大的伤害。

事实上，在审视那些边缘型人格障碍症状有所改善的案例时，我发现一个共同点：患者身边总有一些能够持续、稳定地给予支持的人。我深刻体会到，关键不在于盲目迎合患者的情绪，也不在于面对挑战时表现得惊慌失措，而在于以冷静的心态和不懈的耐心，默默守护在他们身旁。对门诊患者的长期追踪调查结果显示，经过约十年的时间，有半数患者成功克服了这一障碍。相反，若我们过于情绪化，或者随着患者的情绪起伏而摇摆不定，即便患者短期内看似有所进展，但从长远来看，这种不稳定性很可能导致病情反复，难以真正实现内心的平静与稳定。

因此，能否保持一贯的、持续的支持态度，无疑是决定患者能否成功克服障碍的关键因素。

掌握好尺度

帮助边缘型人格障碍患者的挑战在于，过度的援助可能滋生依赖性，有时这样的援助非但无助于患者康复，反而可能让援助者自身也陷入情感的困境。边缘型人格障碍患者常常对爱抱有无尽的渴望，这种渴望若仅通过外界的温柔与爱来填补，其风险是显而易见的。诚然，善良与爱不可或缺，但单纯依赖单方面的给予，并不能从根本上克服这一心理障碍。实际上，对爱的渴望越是试图被无限制地满足，就越可能加剧患者的依赖心理，使他们对爱的渴求变得无休止。

若未能深刻领会这一点，待到察觉之时，我们可能会发现自己已深陷于进退两难的境地。为避免双方均受伤害，深刻理解边缘型人格障碍的这一特性显得尤为重要。

那么，我们应如何应对呢？关键在于认识到，善良与爱是有限的。我们无法也无须提供无休止的帮助，因为这样做反而只会阻碍患者成长。最终，克服障碍的关键不在于外界如何满足或治愈患者的情感需求，而在于患者自身能否实现内在的转变与成长。

从心灵深处而非单纯思维层面去领悟，是跨越障碍的关键一步。

因此，在与边缘型人格障碍患者的交往过程中，坚持设立明确的界限显得尤为关键。我们有必要明确告知对方，哪些是我们能够做到的，而哪些则超出了我们的能力范围。这样的坦诚与界限设定，对患者和我们自身都是有益的。

边缘型人格障碍患者在建立亲近关系后，往往倾向于迅速展现自我。这一类型人群的一个显著特点是，当他们开始接纳并原谅自己时，会不自觉地过早地分享内心深处的伤痛与羞耻感。然而，面对这种突如其来的情感暴露，我们必须保持警惕。过度沉浸于这些沉重的情感故事中，不仅可能使我们自身情绪变得不稳定，还可能让我们与听众一同被负面情绪的洪流所淹没，从而失去应有的冷静与判断力。尤其值得注意的是，有时患者可能会利用这些个人故事作为吸引他人注意的手段，我们应保持谨慎。相反，我们应采取低调而稳重的回应方式，当谈话内容明显偏离了正常交流的轨道时，适时地打断并引导话题回归正轨显得尤为重要。

我们应当避免出于好奇心或窥探欲而过度干涉患者的私人生活。保持这样的原则，我们才能确保所提供的援助是恰当且有益的。

同情与界限

在与边缘型人格障碍患者的相处中，展现接纳与同理心无疑是重要的，但同样重要的是保持清醒的自我边界。过度沉溺于同情之中，往往会模糊援助者的立场，使其不自觉地陷入情感的泥潭，失去自我轴心。

这种情境下，母亲般无微不至的爱与保护虽显温情，却也暗藏风险。相反，一种更为坚定的、父亲式的关怀显得尤为必要——明确界定界限，对不适宜的行为果断说"不"，并坚守这些界限，这对于管理边缘型人格障碍患者的情绪与行为至关重要。

在交流中，我们应尽量控制接受和共鸣的程度，采取默默点头倾听的方式更为适宜。这是因为，过度敏感或情绪化的反应可能会加剧边缘型人格障碍患者的情绪波动，导致患者的情绪更加不稳定。此外，持续将注意力引导至现实问题上至关重要。当讨论过去时，援助者若能以连贯的视角，将现在与未来紧密联系起来，将有助于促进受助者恢复生活的连贯性和稳定性。

缺乏这种观念的援助者，在现场聆听时，若无法保持观点的统一性，可能会导致沟通中的不稳定因素增加。关键在于，援助者需具备广阔的视野，能够将从过去到未来的经历串联成一个连贯且有意义的故事。

尽管我们无法拥有释迦牟尼般的智慧与包容心，但长远来看，关注大局无疑将引领我们迈向真正的成长与进步。正是基于这样的理解，我认为，在某些关键时刻，一个如同父亲般坚定且不动摇的存在，能够帮助边缘型人格障碍患者重获内心的平静。

边缘型人格障碍现象的增多，部分原因或可归咎于当今社会中父性角色的弱化。若我们以过度关注个体情绪为由，任由其被当下的感受所牵引，那么边缘型人格障碍的症状往往会趋于恶化。因此，明确指出哪些行为是不可取的，并通过建立坚实而明确的框架来应对，这样的做法不仅能够促进个体自我认知的恢复，更能构建一个可持续、有凝聚力的自我，而非仅仅停留于短暂的、即时的情绪状态之中。

处理自杀企图策略

边缘型人格障碍的一个显著特点是行为上的极端波动。为了激起他人的爱与关怀，或操控他人行为迫使顺应其意，边缘型人格障碍患者可能通过不可预测且情绪化的行为来引发心理上的波动。他们在这方面展现出高度的心理操控能力，对他人心理的微妙之处有着敏锐的洞察力。这种极端行为的极端形式包括自杀企图，这极具危险性且可能导致不幸后果，因此极难应对。

如何应对患者所表现出的危险行动化倾向，是能否有效缓解其症状的一个核心要素。

有效应对自杀企图等极端行为的策略并非仅限于直接的行为限制。实际上，通过深入细致的沟通，促使患者自愿承诺避免此类行为，并明确约定违反承诺时的后果与应对措施，同样能达到有效控制危险行为的效果。

在医院或专业治疗设施中，针对自杀企图和自残行为，需要制定并实施一套统一、明确且具有约束力的行为管理框架。这样的框架不仅有助于即时控制有害行为，还具备深远的治疗意义。在此过程中，坚持原则、不容例外，是确保治疗效果的重要保障。

此外，无论是医疗团队内部还是患者家庭之中，任何内部的分歧或不一致都可能导致治疗失败。因此，实现意识统一、步调一致，是成功应对边缘型人格障碍患者危险行为的关键。

克服要点

在极端间寻找平衡

边缘型人格障碍患者往往面临一个显著的挑战——他们的情感与思维极易滑向极端，缺乏中间地带的缓冲。他们往往认为事物要么完美，要么一无是处；要么善良，要么邪恶。这种"非黑即白"的思维模式在第二章中已有详尽阐述，它是多种人格障碍共有的特征，但在边缘型人格障碍中尤为突出。

他们倾向于用非黑即白、非善即恶的单一的二分法来解读复杂多变的现实世界，对同一事物的评价也常走向两个截然相反的极端，这是边缘型人格障碍患者的认知特征。然而，现实世界的真相远比这复杂，它并非纯粹的黑或白。每个事物都有其多面性，既有积极的一面，也有需要改进的地方。事情的发展有时如我们所愿，而有时却会事与愿违。这正是人生的常态，也是我们作为不完美的人类所必须面对的现实。没有绝对的善，也没有纯粹的恶。

然而，在边缘型人格障碍患者的心中，并未形成一个温暖且稳固的中间桥梁。个体往往在这一障碍中面临极端的两极对立：要么将自己的存在视为敌人而加以排斥，要么将其视为盟友而全盘接受，缺乏一个平衡与和谐的中间地带。

B子在工作岗位上勤勉不懈，同时还积极参加舞蹈课程，每当这两方面都能出色完成时，她会感受到前所未有的充实与满足。然而，某天早晨，她未能按时起床，错过了舞蹈课程，这一小小的挫折却让B子瞬间陷入了极度的沮丧之中，甚至萌生了放弃生命的想法。

对于B子而言，她的思维似乎被设定在两个极端之间徘徊：要么是事事顺心、完美的理想状态；要么一旦遭遇任何不顺，便彻底陷入绝望与自我否定。虽然外人可能难以理解，但这正是边缘型人格障碍患者的思维特征。

在B子的案例中，如果我们能够保持冷静与理性地审视，便会发现，在"我能完美兼顾工作与舞蹈课"的自信满满与"万念俱灰，不如放弃生命"的绝望之间，其实存在着无数种中间的可能性与选择。尽管认识到这一点，B子或许仍难以立即摆脱那种极端的思维方式，但通过不断地自我提醒与外界的引导，她可以逐渐意识到自己易于陷入这种两极化的思考模式，并开始努力调整。

通过有意识地引入新的思维模式，她会逐渐认识到，适时地给自己休息的时间至关重要，以及接受偶尔的失败远比追求事事完美更为实际。这样的转变促使她理解，事物的发展往往是一个持续且渐进的过程。因此，对于完美主义的执着观念会逐渐得到调整。她会意识到保持一种中间状态的稳定性更为优越，它能够更好地抵御外界的冲击，展现出更强的正向效应。

这一切的转变，最终会体现在她的行动中，这是一场漫长而深刻的训练。

细水长流般的联结

这样的极端思维在人际关系中同样屡见不鲜。一旦对方对你关爱有加，你便容易将其视为无可挑剔的完人；而一旦对方稍有冷淡，你便可能感到被深深背叛，对方的形象瞬间崩塌，甚至萌生憎恨之情。

C子就是一个典型的例子。她因工作人员A的热心倾听而对A产生了深厚的信赖，生活也因此变得安稳。然而，当D子的忽视让她感到失落时，她急切地想要向A倾诉，A却因故无法见面，拒绝了。在 C 子眼中这一切成了 A 对她的关心不过是工作表现的证明，她感到自己并未被真心对待，从而产生了强烈的被背叛感，甚至萌生了极端的念头。

在此之前，A 曾为 C 子付出了数十次乃至数百次的时间与帮助，但仅一次未能如愿的会面，却足以让 C 子否定过去所有的善意与奉献，信任之舟瞬间倾覆，愤怒如潮水般汹涌而来。

不是过去累积的数百次温暖与帮助，而是当前这一瞬间的一次冷漠或拒绝，就足以打破心情的平衡，这种不连续性正是边缘型人格障碍患者人际关系极度不稳定的根源。他们往往难以将现在的自我与过去的经历紧密相连，承担起过去的责任、保持自我认知的一贯性，对他们而言这是一项艰巨的挑战。

然而，这种困境并非不可逾越。培养与他人建立稳定且持久联系的能力是完全可能的。关键在于，我们应当更加重视关系的长期维护，而非仅仅追求短暂的和谐与美好。不应急于求成，而是应该像细水长流般逐渐加深与他人的情感纽带。同时，寻找那些珍视每一段关系、情绪稳定不变的伙伴，对于边缘型人格障碍患者而言尤为重要。

令人欣慰的是，在经历多次挫折与失败后，许多边缘型人格障碍患者最终能够遇到这样的伙伴——他们或许外表朴素，但内心真诚，情绪稳定，能够在漫长的时间里给予患者无条件的支持与治愈。

自我赋能与成长

我认为，对于患有边缘型人格障碍的个体而言，他们想要在真正意义上克服这一障碍，关键在于深刻认识到，将问题归咎于他人或过度依赖他人并不能带来真正的解决之道。他们必须意识到应由自己来面对和解决问题。因为，每当个体向外界寻求某种支持或答案时，都不可避免地会引入不确定性和不稳定因素。毕竟，即便是最真诚的人，其情绪与状态亦非恒常，难免会有无法满足我们期待的时候。

将问题的解决权交予他人，不仅可能遭遇阻碍，更可能因害怕失去这份依赖而心生不安。长此以往，个人的自我支撑能力将逐渐削弱。

当遭遇挫折、事情未能如你所愿时，请停止归咎于他人。这样遭受打击的时刻，实则是自我提升与强化的宝贵契机。孤独虽苦，却也是锻炼内心坚韧的熔炉。面对内心的欲求未满，不必急于求成地寻求即刻的满足，而是培养自己做出明智决策的能力。你将深刻体会到自身的蜕变与成长。

记住，改变的钥匙始终掌握在自己手中。当我们勇于直面痛苦，并主动采取行动时，转变的种子便已悄然种下。事实上，你会惊异地发现，那份推动你前行的力量，其实一直潜藏于你自己的内心深处。

当然，在遭遇痛苦时，寻求他人的帮助是自然而然的反应。但重要的是，不要因为对方未能提供理想的帮助而加剧自己的痛苦感。我们应当体谅，对方或许正经历着疲惫、不安或是自己的困境。

当他人的建议能有效缓解你的情绪时，不仅要将其视为即时的慰藉，更要将这些建议铭记于心。这样的交流不应仅仅停留在一次性的情感交换，而应是一种深度的联结，让彼此的生命之光相互交织。最终，当一个人能够由衷地感激周围人的支持与陪伴时，那无疑是心灵治愈之旅的重要里程碑。

第四章 自恋型人格障碍：光环下的孤独

> **自恋型人格障碍**
>
> 一种需要他人赞扬且缺乏共情的自大（幻想或行为）的普遍模式，起始不晚于成年早期，存在于各种背景下，表现为下列5项（或更多）症状：
>
> （1）具有自我重要性的夸大感（例如：夸大成就和才能，没有相应成就却盼望被认为是优胜者）
>
> （2）幻想无限成功、权力、才华、美丽或理想爱情的先占观念。
>
> （3）认为自己是"特殊的"和"独特的"，只能被其他特殊的或地位高的人（或机构）理解并与之交往。
>
> （4）要求过度的赞美。
>
> （5）有一种权力感（即不合理地期望特殊的优待或他人自动顺从自己的期望）。
>
> （6）在人际关系上剥削他人（即为了达到自己的目的而利用别人）。
>
> （7）缺乏共情：不愿识别或认同他人的感受和需求。
>
> （8）常常妒忌他人或认为他人妒忌自己。
>
> （9）表现为高傲、傲慢的行为或态度。

DSM-Ⅳ-TR《精神障碍诊断与统计手册》第四版修订版［美国精神医学学会（APA）］

特征与背景解析

独特性与自恋的界限

患有自恋型人格障碍的个体深信自己与众不同，始终怀揣着与自身独特性相匹配的成功之梦。在他们看来，由于自己拥有非凡之处，获得便利、赞誉及特殊关照是再自然不过的事情。他们倾向于以华丽的外表示人，穿着醒目。这种心态也体现在他们的言谈之中，常使用故作姿态的语调和高调的言行表现自己。

为了进一步强化自我认同，他们可能会夸大与名人的关系，仿佛与这些公众人物私交甚笃。同时，他们还会积极寻求与身份显赫、社会地位高的人建立联系。

对于自恋型人格障碍患者而言，他们对自身遭遇的任何微小不适都表现出超乎寻常的难以忍受，即便是瘙痒或饥饿这样日常的感受，也可能成为情绪低落的导火索。

诚然，这类人群往往在某些方面展现出超出常人的才能，但值得注意的是，这些特质有时仅仅源于家族遗传而来的强烈自尊心，或对所谓显赫家世的一种缺乏实际依据的自豪感。更关键的是，他们内心深处膨胀的特权意识严重脱离了现实基础，这种不切实际的自我认知往往导致各种人际交往和社会适应的问题。

患有自恋型人格障碍的个体偏爱使用"天才"和"一流"等

词语来标榜自己，他们乐于沉浸在自我赞美的言辞中，甚至不经意间说出令人难堪的话语。这种"自己与众不同"的强烈意识，自然而然地流露在他们的言谈举止之中。他们坚信自己是世间少有之人，这份认知神圣不可侵犯，因此对那些未能达到他们标准的人，往往投以轻蔑与不屑的目光。

这类人始终在寻找那些能够崇拜并追捧他们的人，因为对他们而言，赞赏就是生命的滋养，是活力的源泉。若能巧妙利用这种倾向，发挥自身优势，他们确实有可能取得成功。然而，一旦过度沉迷于自我吹嘘之中，就可能显得荒谬可笑，如下面这个例子所示。

这位年逾三十的教师，在一所预科学校担任国语教职。他拥有研究生学历，教学风格风趣幽默，深受学生喜爱。在教书育人的同时，他还怀揣着成为剧作家的梦想，私下勤奋创作剧本，尽管这些作品尚未出版或被搬上舞台。然而，他总爱随身携带剧作家的名片，逢人便递上一张，滔滔不绝地谈论自己的远大抱负，那份对成功的自信溢于言表。每当提及这些，他都会略带严肃地补充一句："其实，我本应有更广阔的舞台。"他偶尔会以知名剧作家的口吻提及圈内的女演员和作家，仿佛与他们有着深厚的交情。

他的态度时而显得颇为强硬，会突然提出要求，仿佛对方的顺从是理所当然之事。平日里，他给人的印象是稳重且充满幽默感的，但在面对质疑时，不论对方身份如何，他都会毫不犹豫地给予激烈的反驳。他在大学时期未能继续深造，是因为与教授之间存在难以调和的分歧。尽管如此，他的专业能力依然得到了广泛认可，在预科学校的教学工作中也表现得游刃有余。然而，当事务局局长提出学生人数减少的情况时，他毅然决然地选择了放弃这份工作。

指责回避与社交隔离

自恋型人格障碍的患者在面对指责时显得尤为敏感和回避。他们难以接受任何形式的批评，即便是微小的瑕疵被指出，也感觉像是被全面否定了。这种人如同强迫型人格障碍患者一样，内心深处是苛求完美的。因此，当受到指责时，他们可能会选择忽视并表现出愤怒，不愿承认自身的过错。

然而，当意识到指责无法逃避时，他们的内心便会被一种"全盘皆输"的绝望感所笼罩，导致情绪极度低落。

他们坚信自己独一无二，无人能及，因此认为无须接受他人的指导，也拒绝他人的指导。他们将他人的指导视为贬低自己，认为触动了他们那脆弱而自大的自尊心。

即便是取得了辉煌的成就，他们也难以抵挡一句负面评价的侵蚀。即使处在成功的巅峰，他们也可能因一点小小的挫折而陷入绝望，甚至萌生自杀的念头。这种表面上的自信背后隐藏着惊人的脆弱。

尽管他们表现出过度的自信和骄傲，但在现实生活中，他们却常常显得如同孩子般无助且依赖性强，这正是自恋型人格障碍患者的一个显著标志。这两种极端特质共同导致了他们在社会生活中的不适应。

恐惧暴露不完美与缺陷，有时会导致他们选择社会性退缩，比如长时间待在家中，与外界隔绝。他们自视为"不幸的天才"，仅对那些无条件顺从他们的人（如父母或配偶）展现出统治欲和控制欲。在以下案例中，我们可以清晰地观察到自恋型人格障碍患者的典型表现。

这是一位四十多岁的职场人士，曾在一流企业工作，三十多岁前事业顺风顺水，自信满满，充满热情地投入工作。然而，自他转入新部门后，情况急转直下。他满怀信心筹备的项目，却因上司对风险的厌恶而被搁置。他尝试直接与更高级别的上级沟通，却被指出计划的不足之处。对此，他坚信上司的批评毫无根据，不过是为了自保而采取的保守策略。

这一事件后，他与上司的关系急剧恶化，工作热情也随之消退。他感到自己的人生仿佛被这位缺乏动力的上司所耽误。渐渐地，他开始借酒消愁，酒量日益增加，心情愈发沉重，甚至频繁出现迟到和旷工的情况。公司体检结果显示他患有肝损伤，医生明确建议戒酒，但他却未能采取有效措施。

尽管他频繁缺席工作，却沉迷于写短篇小说，幻想自己能够获奖，成为作家，或是通过网络创业实现财富自由。对于当前的工作，他失去了往日的热情，认为那并非自己真正的职业追求。

在婚姻生活中，他依赖妻子的不离不弃与支持，但内心深处却时常质疑，是否有一个更完美的女性等待着自己。这种念头最终驱使他在酒吧与另一名女性发生了不正当关系，并在事后遭遇经济勒索时，选择让妻子出面解决。这进一步展现了他逃避责任、依赖他人的行为模式。

优雅背后的冷漠

自恋型人格者，在初次相遇时，往往以其独特的魅力和吸引力给人留下深刻印象，赢得他人的好感。然而，随着交往不断深入，他们内心的自私与举止的粗鲁逐渐显现，让人不禁人感到意外甚至失望。

此类人格者依赖两种关系模式：一是享受他人给予的赞美与仰慕，二是依赖那些能在现实生活中替他们解决诸多难题的"守护者"，仿佛私人助理或保姆。若他人作为前者，他们便表现出吸引力，享受着被崇拜的快感；而一旦他人扮演起后者的角色，则可能被当作工具对待。但无论是哪种角色，只要其存在价值被认可，便能在其心中占据一席之地；反之，则弃之如敝屣，毫不留恋。对于自恋型人格障碍患者而言，他们倾向于将他人视为服务于自身需求的特定角色，同时深信自己是独一无二、特别的存在。

然而，他们极少关心他人的内心世界，难以意识到他人的尊严与价值。在他们看来，自我占据着至高无上的位置，因此，他人的事务与困扰往往被视作无关紧要，仅仅是他们实现个人便利与利益的工具。一旦这些"工具"失去了原有的利用价值，或不再符合他们的期望与意愿，他们便会毫不犹豫地切断与之的联系，将这些曾经的帮助贬低为无价值、无趣的废弃物。

这种人际互动模式，实际上构建了一个冷酷且极具榨取性的体系。

与另一种显而易见的榨取型人格障碍——反社会型人格障碍相比，自恋型人格障碍的榨取行为并不那么直接和明显，其表面往往覆盖着一层优雅的伪装。然而，在内心深处，他们对他人的情感状态漠不关心，展现出极低的同理心，这一点与反社会型人格障碍存在共同之处。我认为，自恋型人格障碍患者，如受到特定形势的驱使，会滑向犯罪行为，或在经历重大挫折后，逐渐转变为反社会型人格。其中，缺乏同理心无疑是一个重要的推动因素。

膨胀的自恋情结

那么，以过度夸大自恋为特征的自恋型人格障碍，其形成机制是怎样的呢？我试图通过剖析几个典型案例，来探寻这一心理现象背后的深层秘密。

如前所述，科胡特提出，在个体心理发展的早期阶段，一个尚未分化的"自我爱"逐渐萌芽，伴随着一种幼稚却强烈的无所不能感，即"夸大自我"的概念，以及对于"父母理想形象"的憧憬。若这一时期的需求未能得到父母适当的回应与满足，这些未满足的情感与认知便可能残存，进而扭曲发展。

此外，马斯特森的观点是，相较于边缘型人格障碍，自恋型人格障碍的患者为了抵御因潜在的自我否定所带来的失落感，更倾向于采用一种称为"自恋型防卫"的策略，以此来保护自己的心理安全。

值得注意的是，尽管同属于自恋障碍的范畴，自恋型人格障碍与边缘型人格障碍却呈现出截然相反的特点。边缘型人格障碍患者往往深陷自我否定的漩涡；而自恋型人格障碍患者则外表自信满满，内心却怀揣着对极端成功的渴望与幻想。

然而，在这两种看似截然不同的心理状态背后，都隐藏着自爱需求未得到满足的伤痕。就像前面提到的职场人士，尽管表面自信满满、事业有成，但一旦那层自信的外壳被现实击碎，他们同样会展现出令人意想不到的脆弱与无助。

边缘型人格障碍在女性中的发病率相对较高，而自恋型人格障碍则更常见于男性，这在一定程度上反映了性别特征在心理疾病表现上的差异。

两个达利：自恋的极端映射

在探讨自恋扭曲的根源时，萨尔瓦多·达利（Salvador Dali）的成长轨迹，以其独特的极端性，为我们提供了一个深刻而引人深思的范例。

超现实主义画家萨尔瓦多·达利，以其独特的怪癖与非凡的才华闻名于世，晚年被其亲信与追随者当作神祇尊崇。他常身着奇异而独特的服饰，居住在利加特港岛上一座宛如寺庙般宏伟而神秘的建筑中。扭曲的自我表达与无所不能的宏大幻想，这些正是病态自恋的典型特征。

他诞生于西班牙加泰罗尼亚地区的小城菲格雷斯，出身于一个富裕且显赫的公证人家庭。但是，在他出生之前，一个与他同名同姓的哥哥，在仅仅两岁之龄便不幸夭折。为了悼念逝去的孩子，或是出于对孩子重生的期许，父母将新生的婴儿也命名为萨尔瓦多·达利。在父母心中，这个新生的达利似乎成为已故哥哥的一种替代品。

年幼的达利对父母卧室中挂着的哥哥的照片心存畏惧，那张照片不断激发他对自身消亡的想象。每当父亲的目光投向他时，他幼小的心灵便感受到一种奇异的共鸣，仿佛自己也成了另一个达利。

达利后来回忆道："我那冷漠无情的父亲，对我的痛苦视而不见，依旧沉浸在对逝去儿子无尽的哀思之中，这如同在我的旧伤口上反复撒盐。"

他的母亲亦是如此，她被困于对亡子的无尽思念之中，将已故的萨尔瓦多描绘为天才，并带着达利去瞻仰刻有他名字的墓碑，家中更是保留着哥哥生前玩儿过的玩具。

不难想象，年幼的达利在如此环境下成长，其存在感受到了何等的威胁与压迫。这也就不难理解，为何达利一生都沉浸在一种近乎荒谬的自我证明与夸张的自我宣传之中。

达利曾坦言："我那些看似古怪的行为与不合逻辑的言辞，实则与我那段悲剧性的成长经历紧密相连。我渴望证明自己：我不是那个死去的哥哥，真正活着的人是我。"

此外，母亲对达利展现出了过度的纵容。无论他如何调皮捣蛋，母亲都未曾严厉责罚。达利内心似乎充满了愤慨与不安，直到八岁都未能完全摆脱尿床问题。这些迹象让我们有理由推测，年幼的达利生活在一个情感上极为不平衡的家庭环境中。

在自恋型人格障碍的视角下，我们不难发现这种情感上的扭曲与失衡是如何形成的。一方面，是母亲无原则的溺爱；另一方面，却可能伴随着其他情感需求方面的忽视与缺乏。这种矛盾与不平衡，正是自恋型人格障碍形成的温床。

科胡特的理论为我们提供了深刻的见解：那些患有自恋型人格障碍的个体，在成年后往往仍然保留着少年时期那种膨胀的自我形象，这是因为，他们在成长的关键时期，特别是应当获得母亲情感满足的阶段，未能得到充分的关爱与认可。这一解释在达利的案例中显得尤为贴切。

当然，我们不应简单地将萨尔瓦多·达利的心理状态归结为单一的自恋型人格障碍。他的复杂性格中还交织着表演型人格障碍的痕迹，如暴露癖、异装癖等倾向；同时，也可能伴随着强迫型、依赖型、回避型以及分裂型人格障碍的某些特征。总而言之，达利是一个多面的自恋者，从最本质的意义上讲，他确实是一个不折不扣的自恋主义者。

爱的剥夺与傲慢的盔甲

在自恋型人格障碍患者中，常常见到一种特定的模式：他们往往在童年时期享受着无尽的宠爱，然而，这种幸福却可能因养育者的突然离世或突然的分离戛然而止，导致他们经历了一场深刻的爱的剥夺。此外，贫困、不幸的出身，以及个人对自身能力与外界期望之间巨大差距的感知，也是他们常见的心理背景。自恋型人格障碍患者试图通过不断寻求外界的赞美与认可，来弥补他们所遭受的孤独、伤害与屈辱，或是披上傲慢的盔甲，自我标榜为独特且优越的个体，以此作为自我保护的屏障。

为了从爱的丧失的伤痛与屈辱中挣脱，实现心灵的坚韧成长，个体必须在稳固的基础上经历一定的考验。值得注意的是，那些展现出自恋型人格特质的人，似乎拥有一种超凡的能力与强度，使他们能够在某种程度上超越或更轻松地应对人生早期的种种考验。

自恋型人格障碍中蕴含的傲慢、自大与不屈不挠的精神，在创造性活动中扮演着至关重要的角色。这种近乎夸张的自信能够激发出超乎常人的创造力与成就。

对于艺术家而言，这样的特性尤为关键。若他们过于在意周遭的评头论足，轻易向外界的期待妥协，或是创作过程中犹豫不决，那么真正的艺术作品将难以诞生。

换言之，优秀的创作者内心深处往往藏着一份无法治愈的"孤独"。

许多艺术家都在爱情或其他方面受到过创伤，从而获得了超乎寻常的细腻感性与表现力。试想，如果他们一直生活在充满爱的温室中，那么他们可能难以达到一流艺术家的境界。

因此，可以说，要成为一位优秀的艺术家，自爱过程中所承受的伤害，以及用以弥补这些伤害的卓越才能，两者共同构成了不可或缺的条件。

香奈儿的孤傲与叛逆

在可可·香奈儿（Coco Chanel）深刻而动人的回忆录《香奈儿的态度》(*L'Allure de Chanel*) 中，她以孤独高傲的少女可可的身份，缓缓讲述自己的传奇人生。孤独与高傲，这两个词不仅是她自我定义的关键词，更是贯穿她成长轨迹的鲜明烙印。

"六岁那年，我便已孤身立于世。母亲的离世如同骤雨……父亲则将我像行李一样托付给姑姑，自己远赴美国，再无归期。"

她叙述了初次踏入姑姑家门槛的那个夜晚的情景。姑姑为了款待远道而来、饥肠辘辘的侄女，特意准备了半熟的鸡蛋。然而，可可却突然喊道："我最讨厌鸡蛋了！"坚决地拒绝了这份好意。实际上，她内心对鸡蛋并无成见，只是那份细腻敏感的心，让她从姑姑不经意的态度中，捕捉到了一丝让她感到不适与疏离的气息，这份微妙的情感伤害让她难以释怀。

"自那个笼罩在阴霾中的夜晚起，我逐渐养成了一种习惯——无论面对何种情境，都倾向于拒绝，坚决地拒绝他人给予的一切，对新生活的种种不断持以否定的态度。这似乎成了我不可或缺的一部分。（中略）我频繁地说出'不'，这完全是对爱的深切渴望与生命本能强烈抗争的结果。"

对真爱的执着追求，少女可可展现出一种不妥协的精神，持续拒绝让她逐渐形成了叛逆、高傲且坚定的性格。她的"傲慢"，实则是她自我防御的一层坚硬盔甲，是自恋型人格特有的自我保护机制。

以下是可可对自己这份"傲慢"的独特见解："确实，我始终保持着一份高傲的姿态。我厌恶屈从、厌恶卑躬屈膝、厌恶压抑自我、厌恶盲目服从。简而言之，我绝不允许自己向任何人低头。无论是过去还是现在，这份高傲，在我的工作、举止、言谈、眼神乃至每一个表情之中体现得淋漓尽致。（中略）傲慢已成为我性格中不可或缺的核心，它让我显得独立而难以接近，同时也赋予了我力量与成功的秘诀。"

可可·香奈儿对"高傲"的肯定，展现了她独特的价值观：在她看来，高傲既是她性格中的瑕疵，也是推动她走向巨大成功的强大动力，同时也是她为终生追求独立与卓越所付出的"孤独"代价。

理想与现实的鸿沟

自恋型人格障碍并非总是表现为傲慢、对成功的渴望，或是追求特权的态度。相反，这种人格障碍常隐匿于宅居、抑郁、社交恐惧、疑病症等阴影之下，呈现出一种与表面自信截然相反的面貌。

在接受治疗时，自恋型人格障碍患者最常见的表现是陷入一种深度的抑郁状态。最新的研究显示，在广泛定义的"抑郁症"范畴内，接近20%的患者同时患有自恋型人格障碍，这一比例仅次于强迫症。

"宅居"现象也是自恋型人格障碍的一个重要伴随特征。它源于个体内心膨胀的自恋理想与现实中渺小自我之间的巨大鸿沟。当理想中的巨大成功与现实中微不足道的成就形成鲜明对比时，自恋者倾向于通过封闭自己、退回至狭小世界中来避免失望与伤害。此外，由于与周围人频繁产生摩擦，或为了维护脆弱的自尊而采取回避与退缩的策略，他们逐渐与他人疏远，难以建立稳固的人际关系。

药物滥用在这一群体中屡见不鲜，有时甚至成为寻求治疗的契机。另外，面对挫折时，自恋型人格障碍患者可能会滋生一种被害妄想，即错误地认为自己正遭受他人的嫉妒与迫害。

在不良与犯罪行为中，自恋型人格障碍患者因缺乏共情能力及倾向于利用他人的行为模式，常涉及虐待、攻击等恶劣行径，尤其针对那些无力反抗的弱者，进行强制猥亵、性骚扰、跟踪、家庭暴力等行为。近年来，针对儿童的性犯罪增加，部分可归因于自恋型人格障碍在普通人群中的扩散。

例如，那位多次对小学生实施猥亵行为的18岁少年，虽拥有130的高智商，在小学与初中时期，学业出类拔萃，更是体育领域的佼佼者，但进入高中后成绩下滑，逐渐陷入宅居状态。正当他面临留级的忧虑之际，他首次犯下了对小学生实施猥亵行为的严重罪行。此后,每当心绪不宁时,他便以此为"心情转换"的方式,重复实施此类犯罪行为。

他内心充满了一种强烈的完成欲,凡事一旦构想便欲达成。他深信:"只要想做,我便无所不能。"据称,他之所以选择年幼的孩子作为目标,是因为觉得能轻易掌控他们。对于受害者,他显得异常冷漠,声称"毫无感觉""这与我无关"。在集体生活中,他虽能融入,但对同龄少年却常持有一种居高临下、漠不关心的态度。他对于团队合作缺乏兴趣,却热衷于竞争,对胜负结果异常执着。

自恋型人格障碍患者往往难以对他人产生深刻的同理心,同时,他们内心深处存在着强烈的自我防卫机制,倾向于将自身行为正当化,这导致他们难以真正进行深刻的反省。对于这位少年而言,要在这方面取得进步,确实需要时间与耐心的引导。

相处之道

应对自恋型上司或同事

当自恋型人格者[①]成为我们的上司或同事时,确实会给工作

[①] 自恋型人格者(Narcissitic Personality)与自恋型人格障碍患者(Narcissistic Personality Pisorder, NPD)并不完全相同,两者的重要区别在于是否达到病理程度。——编者注

环境带来不小的挑战。这类人往往更关注个人成就与外界评价，而非工作本身，这导致他们与真正致力于持续改进的同事间存在天然的鸿沟。他们倾向于将不直接贡献于个人荣耀的任务视为负担，并可能试图将烦琐的杂务转交给他人，同时只聚焦于那些能彰显其优势的任务。对于琐碎或无利可图的工作，他们往往避而远之。

自恋型人格者情绪往往起伏不定，在心情愉悦时，他们可能会滔滔不绝，然而，一旦心情不佳，即便是微不足道的小事，也可能触发他们强烈的情绪反应，包括歇斯底里地大喊大叫，使用极具攻击性的言辞咒骂，或是进行缺乏理性依据的说教。

对于自恋型人格的人来说，他们习惯于将自身置于优先地位。这种心态驱使他们不顾及他人感受，可能无视规则，如插队或要求特殊待遇，甚至单方面改变既定约定，仿佛这些行为都是合理且应得的。在对待错误时，他们展现出双重标准：对他人的错误或失误，他们可能严厉指责，甚至大吵大闹；而当自己犯错时，却往往缺乏自我反省，不以为意。这种自我中心的优越感也是导致性骚扰和家庭暴力事件频发的原因之一，因为他们深信自己的地位特殊，所作所为皆应被特别对待与容忍。

当自恋型人格者掌握了权力和地位，他们周围的人往往会陷入一种尴尬的境地。这些人可能会被迫遵从其权威，而那些不愿谄媚迎合的人则可能遭受冷遇，甚至被欺凌，仿佛置身于一个当权者在权力的庇护下像孩子一样任性的世界中。

自恋者由于深信自己永远正确，往往难以进行自我反省。即便在明显犯错的情况下，他们的道歉也往往只是流于形式，内心仍坚持自己的正确性。

因此，想要在不触怒他们的前提下提出忠告或指出其缺点尤为艰难。即便出于善意进行提醒，他们也可能表面上装作平静，实则内心愤愤不平，最终这份愤怒会以某种方式爆发出来。

对于自恋者而言，他人不过是赞美自己与满足自身需求的工具。一旦感受到赞美不足，自恋者可能会产生强烈的不满与愤慨。更甚者，若遭遇批评或指出其缺点，他们往往会全盘否定对方的存在价值。因此，在指出其不足时，应有心理准备，因为这可能导致关系破裂。

尽管与自恋型人格者相处充满挑战，但我们也应认识到他们具有的双面性——阳光面与阴影面并存。一个有效的相处策略是，努力将自己置于他们的阳光面之下，即暂时忽略其不讨喜的一面，专注于展现赞美与肯定。这要求我们像他们内心所期望的那样，视其为帝王或杰出的天才，给予充分的认可与尊重。

通过这样的方式，自恋者可能会将自身的光彩与优点投射到你身上，视你为能够深刻理解并欣赏他们精彩之处的人。同时，你也可能会落入他们预设的另外两个较低阶段的认知中。

当你化身为一面忠实反映其美好自我、持续给予赞赏的镜子时，你的话语将自然而然地承载起特别的分量。即便你偶尔提出与对方意愿略有出入的建议，他们也会倾向于以开放的心态接受,而非立即反驳。然而,为了避免无意间损害到他们的自我认知,我们在表达时确需格外注意言辞与态度。

激发自恋型人格者积极性的有效方法,并非直接向他们灌输责任与道理,而是巧妙地触动他们的焦虑感、激发其嫉妒心以及对功名的追求。这类人群通常性格谨慎、嫉妒心强且不甘示弱。因此,一旦感受到不作为可能带来的不利后果,或是被激发出强烈的竞争欲望,这些因素便会成为推动他们行动的有效动力。

提升现实应对能力

达利的案例虽显极端,但自恋型人格障碍患者在追求自信与自我实现的过程中,常显露出现实问题解决能力不足与脆弱的特点。这一现象,若追溯其成因,实为该类人格障碍发展的必然结果。因此,对于自恋型人格障碍患者而言,拥有一个亲近且能协助处理现实问题的伴侣显得尤为重要。

当一位杰出的管理者步入他们的生活,成为伴侣时,自恋型人格障碍患者往往能展现出非凡的潜能与成就。历史上许多取得巨大成功的自恋型人格障碍者背后,都不乏扮演"经理"角色的支持者。

然而,若选择了不合适的伴侣,不仅可能导致冲突频发、情感疏离,还可能因琐事缠身而耗尽个人精力,进而抑制其自我成长与潜能发挥。

遗憾的是，自恋型人格障碍患者常陷入一个误区，倾向于选择与自己同样具有自恋倾向的伴侣。他们可能认为，在外貌、才智、地位上均出类拔萃的伴侣是最佳选择。但实际上，这样的伴侣即便对自己热情满满，也难以胜任"助手"与"经理"的角色。最终，两人的关系可能仅停留于光鲜的表面，一旦遭遇琐事挑战，关系就容易破裂。

更为微妙的是，这样的伴侣关系往往会悄然转变为竞争关系。一方的成功有时反而成为关系降温的催化剂。对自恋型人格障碍患者而言，即便是伴侣，也无法容忍对方在成就上超越自己。

为避免这种不幸的关系模式，明智之举是避免将竞争对手作为伴侣。

罗丹和卡米耶·克洛岱尔的不幸关系

奥古斯特·罗丹（Auguste Rodin）与卡米耶·克洛岱尔（Camille Claudel）之间的关系，从某种视角审视，无疑是一个充满遗憾的组合。两位均属天才级别的艺术家，在内心深处都潜藏着自恋的特质。然而，罗丹通过不懈的努力，成功地从一名技艺精湛的工匠转型为备受尊崇的创作艺术家，在这一过程中他积累了丰富的社会经验和应对现实的能力。相比之下，卡米耶则显得较为纯真，不太擅长处理复杂的人际关系。

对于即将步入中年的罗丹而言，年轻貌美的卡米耶，与其说是他性欲的投射对象，不如说是激发他艺术灵感的源泉。罗丹敏锐地捕捉到了这一机会。他最初看重的并非卡米耶的艺术才华，而是她那美丽且极具表现力的身体，那是他雕塑创作的理想模特。卡米耶为罗丹提供了模特服务，与此同时，卡米耶也展现出了令人瞩目的艺术天赋。作为罗丹的爱徒，她积极参与了作品的创作过程。卡米耶拥有与罗丹截然不同的独特的艺术光辉，遗憾的是，她的作品往往被融入罗丹的风格之中，失去了原有的辨识度。

卡米耶显得较为纯真且缺乏社会经验，与罗丹相比，她的内心世界似乎蕴含着更多不稳定的因素。

谈及卡米耶·克洛岱尔的成长背景，其弟弟、著名作家保罗·克洛岱尔（Paul Claudel）曾透露，他们的母亲路易丝（Louise）或许因为自幼丧母，未能深刻体验到母爱的温暖，导致她在抚养子女时显得异常冷漠，鲜少给予孩子们拥抱与关怀。尤为不幸的是，家中长子亨利（Henry）出生后不久便夭折。当卡米耶降生时，这位本来期待再次拥有儿子的母亲，将失意投射到了卡米耶身上，对她一直十分冷淡。因此，这位集美貌与才华于一身的女性，始终未能感受到来自母亲的深切关爱。

卡米耶成长历程中的悲剧，与萨尔瓦多·达利的经历有着惊人的相似性。不难推测，卡米耶·克洛岱尔内心深处的自恋倾向，很大程度上源于她对母亲认可的深切渴望。然而，这份对爱的极度需求也让她的心灵变得异常脆弱。

对于卡米耶而言，罗丹不仅是她的导师和情人，更是她内心深处所期盼的人生伴侣。

然而，当卡米耶怀上了罗丹的孩子时，罗丹却并不想要这个孩子。察觉到罗丹心意的卡米耶，独自前往一家乡村诊所，接受了堕胎手术。这次经历让她意识到自己必须寻求独立，但遗憾的是，这个觉悟似乎来得有些迟了。卡米耶的艺术在努力摆脱罗丹的影响后，并未获得应有的公正评价，这一挫折使得卡米耶的精神世界发生了微妙而深刻的变化。

实际上，罗丹的行为虽然并非出于恶意，但他无意中剥夺了卡米耶的青春、美丽以及艺术上的光芒。随着岁月的流逝，卡米耶的青春逐渐消逝，她甚至被剥夺了拥有罗丹孩子的权利，最终黯然离开。对于认真追求爱情的卡米耶而言，这无疑是一次更为沉重的打击。

尽管两者都带有自恋的性格色彩，但罗丹展现出的自恋更为强势与坚韧，而卡米耶的自恋则更多地表现为对爱情的渴望和脆弱。当这样两位自恋者相互靠近，彼此的爱被逐渐吞噬时，其结局往往不难预见。

当自恋型人格障碍患者相互吸引时，要么其中一方能够放下自恋的盔甲，转而选择为对方付出与奉献；如果双方都无法妥协，那么最终很可能导致一方在情感的战场上被彻底击垮。为了避免这样的悲剧发生，选择理智地分开会是一个更为安全且明智的选择。

在这一点上，达利与他的妻子加拉·艾略华特·达利（Gala Dali）的关系则呈现出截然不同的面貌。达利，作为一个自恋者，他的内心充满了脆弱与不稳定。相比之下，年长他十岁的加拉，是一位历经风雨而屹立不倒的坚强女性。加拉或许有一些谎言癖的倾向，展现出表演型人格障碍的特征，但在面对达利的不稳定与脆弱时，她始终保持着顽强的自我与现实应对能力。在这一关系中，达利那令人眼花缭乱的才华与加拉深沉的母性保护能力形成了巧妙的互补。

尽管外界难以断定他们的婚姻是否幸福，但无可否认的是，这段关系竟然奇迹般地维持了五十年之久。

克服要点

拓宽视野，勇于学习

自恋型人格障碍患者常常面临的一个挑战是难以保持谦虚并聆听他人的话语与教导。然而，一旦他们能够克服这一障碍，他们便能够充分发挥自身的能力，在现实生活中取得显著的成就。此外，这种倾听的态度还能帮助他们预见并避免潜在的伤害，从而保护自己。

珍视那些敢于直言不讳、提出刺耳意见的人，因为他们能助力自恋型人格障碍患者正视并克服自身的缺点，取得更大成就。

自恋型人格障碍患者往往对自己的看法持有绝对化的态度，这导致他们的世界观和视野变得狭窄，进而可能让原本宝贵的能力和才华被埋没或荒废。为了实现真正的成长，这类人需要以开放和渴求的心态，积极地向他人及更广阔的世界学习。

记住，即便是那些初看之下显得无趣或平凡的事物，也可能蕴藏着丰富的知识和价值，等待着被发掘和学习。

寻找理想伴侣的幸福之道

自恋型人格障碍患者常在现实处理能力上面临挑战，特别是在人际交往与社会适应方面。然而，若能寻得一位能够弥补这些弱点的伴侣，他们将开启一段美好的人生旅程。

《乱世佳人》(Gone with the Wind)，这部以美国南北战争为背景的历史小说，其女主角斯嘉丽·奥哈拉（Scarlett O'Hara）在文学与心理学领域均占有举足轻重的地位。她被视为自恋型人格障碍的典型，作者对她的生动描写赢得了广泛赞誉与讨论。

斯嘉丽，一个以自我为中心的女性，她的性格独特且坚定，展现出一种自由不羁、不受世俗束缚的高贵气质。她对赞美与认同有着强烈的渴望。在爱情与人际关系的舞台上，斯嘉丽与挚友梅兰妮·汉密尔顿（Melanie Hamilton）及初恋阿什利·威尔克斯（Ashley Wilkes）形成了鲜明对比。她的爱，复杂而微妙，夹杂着算计与策略，总能在情感的博弈中精准把握对方的心理动态。斯嘉丽擅长运用各种手段，在爱情面前却鲜少展现真诚。最终她未能与阿什利携手，而是选择了瑞德·巴特勒（Rhett Butler）作为避风港。这段婚姻，与其说是爱情的归宿，不如说是她为了泄愤和算计而做出的选择。

创作出鲜明角色斯嘉丽的作者玛格丽特·米切尔（Margaret Mitchell）同样是一位极具魅力的女性，其个人特质与笔下女主角在多个维度上展现出惊人的相似性，包括外貌、性格乃至人生经历。据闻，在小说出版之际，玛格丽特的朋友们甚至戏称她与斯嘉丽如出一辙。有趣的是，斯嘉丽与瑞德·巴特勒的婚姻在小说中走向了破裂，玛格丽特自身也经历了与名为瑞德·贝里恩（Beryl Reid）的风流人物结婚并最终离婚的命运波折。而更为微妙的是，玛格丽特虽被后来的伴侣约翰·马什（John Marsh）深深吸引，但她与瑞德的婚姻历程，也映射出了小说中斯嘉丽情感抉择的影子，展现了命运的某种巧妙呼应。

她的一位亲密朋友透露，尽管玛格丽特的朋友们皆洞悉她对约翰的倾心，她自己却未曾察觉这份情感。

但有趣的是，与小说内容不同，玛格丽特在结束前一段婚姻后，最终与她的真爱约翰携手步入了婚姻的殿堂。这一转折无疑为玛格丽特的人生增添了爱情与文学的双重辉煌。

那么，这位约翰究竟是怎样的一位人物呢？在他九岁时，他父亲因心脏病离世，然而，在一位充满爱心且深思熟虑的母亲的悉心呵护下，他茁壮成长，塑造出了异常坚韧与稳定的性格。在二十八岁那年，给母亲的一封信中，他深情地写道：

"我不同于他人，也未曾有过自我厌恶之感。这份幸运源自我从未感受到被母亲忽视或冷落，更未经历过那些童年常被父母忽略者所承受的无名焦虑。"（《玛格丽特·爱情故事》第二章）

尽管这段话的初衷可能与精神医学的严谨定义无直接关联，但它以一种有趣的视角触及了自恋型人格障碍成因的复杂层面。

约翰的性格远非浮夸，他真诚、勤奋且充满责任感。自父亲离世后，他从小便肩负起照顾弟弟妹妹的重任，这一经历塑造了他深刻的关怀与同情心。

对于具有自恋倾向的人而言，能与像约翰这样稳重、保护欲强的伴侣相遇，或许能在情感层面上形成一种理想的互补与平衡。这种父性般的稳定与支持，能在一定程度上填补自恋者可能存在的现实感缺失、内心不稳定、脆弱以及过度依赖的空白。在这样的关系中，自恋者有机会在安全的环境中尽情展现自己的才华，而不必过分担忧。玛格丽特能够遇到这样的伴侣，无疑是一种幸运。

在经历了动荡的爱情旅程后，玛格丽特终于找到了内心的宁静，她最初的梦想——成为一名作家，也随之被重新点燃。她全心全意投入写作之中，凭借着一种与生俱来的天赋，能够栩栩如生地刻画每一个场景与人物。然而，她也意识到自己在构建宏大叙事、将零散元素融合成完整故事方面有所欠缺，这恰似建筑学中不可或缺的架构能力。玛格丽特那种自由奔放、随灵感而行的写作风格，在长篇小说的创作上显得力不从心。幸运的是，她的丈夫约翰在报社担任编辑，正是弥补她这一弱点的理想伙伴。

在他们的共同努力下，那本几乎被放弃的长篇小说《乱世佳人》最终得以完成。

约翰对妻子的爱始终如一，玛格丽特也以同样的深情回馈，两人在小说成功带来的喧嚣与挑战中，依然坚守着彼此。

对于患有自恋型人格障碍的人来说，幸福与成功，确实在很大程度上依赖于能否找到一位共同成长的伴侣。

共同经历中的成长

对于自恋型人格障碍患者而言，融入集体并协作完成任务往往是一大挑战。他们倾向于在群体中展现出孤立、内向及过度自我中心的行为模式。为了有效克服这一障碍，参与强调团队合作的体育运动或集体活动是宝贵的契机。

在这些活动中，个人的表现不再是唯一焦点，其价值更多地体现在对团队整体成功的贡献上。这意味着需要学会放下个人的荣耀，有时甚至需要主动让位，让队友成为舞台上的主角。通过这样的实践，自恋型人格障碍患者有机会体验到协助他人所带来的愉悦与成就感。

当然，参与此类活动也意味着要接受来自队友的直接反馈，这对于高度敏感的自恋型人格障碍患者来说，无疑是一种艰难的考验。但正是这样的经历，能够逐步削弱其过度的自我关注，促使其成长为懂得协作与共赢的人。

然而，值得注意的是，自恋型人格障碍患者可能会本能地回避这类需要深度合作的机会，转而寻求那些能够保持独立或仅需少量互动的活动。

超越自恋，为他人而活

自恋型人格障碍患者的一个显著转变路径，在于通过对他人与社会的无私奉献，将原本自我中心的牢笼打破，升华为一种广泛的人类情感和宗教般的博爱精神。

这一转变历程在诸多历史伟人的生平中留下了印记。

尤为显著的是佛陀释迦牟尼·悉达多的生命轨迹。据佛教经典记载，他诞生于迦毗罗卫城，这座都城坐落于喜马拉雅山脚下。作为迦毗罗卫国净饭王的长子，悉达多的降生虽伴随着喜悦，却在出生后第七日因母亲摩耶夫人的早逝而蒙上了一层哀愁。自幼，他便在姨母摩诃波阇波提的抚育下成长。

悉达多逐渐成长为一位尊贵的王子，享受着那个时代最为优越的教育资源和物质条件。悉达多十六岁成婚并育有子嗣，过上了看似安逸无忧的生活，然而，他开始陷入沉思之中——为何人会诞生于世，又终将面临死亡？

悉达多过早地失去了母亲，这一沉重的打击无疑在他幼小的心灵上投下了一层难以磨灭的阴影。从本书的角度来分析，悉达多在某些方面展现出与自恋型人格障碍相似的特征。2500多年前，悉达多心中那份无由而起的忧郁与空虚，与当今社会中某些自恋型人格障碍患者所经历的难以名状的内心困扰，在某种层面上呈现出惊人的相似性。同时，这种体验也不禁让人联想到那些在顺境中成长的年轻人，他们生活在看似完美的环境中，却逐渐陷入一种冷漠与孤僻的状态。

在他二十九岁那年，悉达多毅然决然地离开了王室的庇护，舍弃了挚爱的妻子、年幼的孩子，以及他作为王子的尊贵地位与丰厚财产，踏上了寻求生命真谛的旅程。起初，他尝试通过极端苦行来悟道，却发现这种方法并不能带来真正的领悟。随后，他转而投身于深度思考与冥想，最终在某一刻，达到了大彻大悟的境界。成为佛陀后，悉达多在接下来的四十五年间，游历印度各地，传授教义。

患有自恋型人格障碍的人时常会努力挣脱旧有价值观的束缚，致力于构建一个全新的自我形象。这一过程中的尝试与努力，有时能带来积极的转变，有时也可能遭遇挫折与失望。然而，一个不争的事实是，若未能经历这一重新确立自我的过程，内心的忧郁与空虚便会长久地束缚着个体，难以解脱。

一旦经历了彻底抛弃旧有的一切、勇敢地从头开始自我重建的历程，自恋者便能挣脱自我囚禁的枷锁，成为更加广阔与深刻的自我。在此过程中，他们或许还会幸运地遇到与自己互补的伴侣。从某种意义上说，这段经历与重构的过程，如同勇敢地脱下父母为我们编织的"成衣"，转而穿上自己精心挑选、代表独立意志与自我风格的衣物。

这种敢于裸露自我，再以个人意志重新装扮的阶段，对于自恋型人格障碍患者而言，是重启生活、拥抱新生的关键。

那么，他们所能拥抱的崭新生活方式又是什么呢？我认为，那是一种超越自我、为他人而活的喜悦。这里的"他人"，既可以是亲密无间的家人，也可以是更广泛意义上的社会大众。通过无私的奉献与关爱，自恋者能够发现并治愈自己内心的创伤与束缚，实现真正的升华与自由。

第五章

表演型人格障礙：舞台上的真我

> **表演型人格障碍**
>
> 一种过度情绪化和追求他人注意的普遍模式；起始不晚于成年早期，存在于各种背景下，表现为下列5项（或更多）症状：
>
> （1）在自己不能成为他人注意的中心时，感到不舒服。
>
> （2）与他人交往时，往往带有不恰当的性诱惑或挑逗行为。
>
> （3）情绪表达变换迅速而表浅。
>
> （4）总是利用身体外表来吸引他人的注意。
>
> （5）言语风格是浮夸及缺乏细节的。
>
> （6）自我戏剧化、舞台化或夸张的情绪表达。
>
> （7）易受暗示（即容易被他人或环境所影响）。
>
> （8）认为与他人的关系比实际上的更为亲密。

DSM-IV-TR《精神障碍诊断与统计手册》第四版修订版［美国精神医学学会（APA）］

特征与背景解析

天生的诱惑大师与伪装高手

表演型人格障碍患者们受困于一种信念——若不成为他人眼中的焦点，自身便失去了存在的价值。在他们心中，引发他人的着迷、惊叹与持续关注是维系自我存在感的至高法则。

因此，他们更倾向于扮演符合周围期待的角色，而非展现真实的自我。这些角色可能是令人向往的女主角、纯洁无瑕的少女、惹人怜爱的牺牲者，或是性感迷人的妖妇。每一个角色都充满了精心设计的元素，尽管略显造作，却因其精湛的演技成功地吸引了周围人的注意，甚至让他们信以为真。

与自恋型人格障碍患者那种单一追求他人赞赏的行为模式形成鲜明对比，表演型人格障碍患者为了吸引他人注意和关怀，甚至可能毫无顾忌地贬低自我或伤害自己。这种不顾后果的行为倾向，使得表演型人格障碍患者在稳定性方面显著弱于自恋型人格障碍患者。

实际上，表演型人格障碍被视为所有人格障碍中最为冲动的一类。患者不仅面临较高的自杀风险，还往往与危险的情感纠葛、药物滥用以及犯罪行为存在关联。

对于患有表演型人格障碍的个体来说，他人的注意与评价成为他们生活的重心所在。然而，他们并未像自恋者那样，通过身体力行和积极竞争来提升自我价值。相反，他们塑造出一个幻想的自我形象，并与之进行内心的较量，仿佛这个幻想中的自我就是真实世界的自己，两者难分彼此。

确实，幻想与现实之间总有一道难以逾越的鸿沟，而患有表演型人格障碍的个体则巧妙地运用演技与谎言来填补这一空白。说谎对他们而言，仿佛是吸引他人目光、维系自身魅力的必备工具。他们沉浸在谎言所营造的情境中,有时甚至自己也半信半疑。这些谎言的目的是享受谎言引起他人反应时的快感。例如,他们可能会虚构自己身患重病,或是成为犯罪受害者的故事,即便这些谎言最终会被揭穿,他们也乐此不疲。因为他们深知,这样的故事能够引发他人强烈的担忧或震撼,这种强烈的情感反应正是他们所追求的。此外,虚报学历、夸耀显赫出身,以及关于社会地位和身份的谎言,也是他们常用的手段。表演型人格障碍患者尤为重视外在的门面、光鲜的外表以及崇高的社会地位。

患有表演型人格障碍的个体,其生活仿佛一场永不停歇的吸引盛宴,其中,他们尤其热衷于吸引异性。他们更侧重于纯粹的着迷与吸引,而非建立深厚的情感联系。对他们而言,成功吸引对方、获其青睐,并共度浪漫时光,便如同完成了一场精彩的表演。在他们的世界里,每一个细节都透露出性魅力,他们不断地通过引诱与吸引来验证自己的价值。表演型人格障碍患者也许会成为极佳的性伴侣,但能否成为稳定可靠的配偶,则是一个值得商榷的问题。对于患有表演型人格障碍的人来说,家庭生活等日常环境往往只是填补内心空虚、缓解情感寒冷的替代品。尽管演出的帷幕已经落下,表演型人格障碍者却仿佛依然与观众同在,沉浸在那份短暂的快乐之中。

虽然他们可能会出于某种原因步入婚姻的殿堂,但往往很快他们便会意识到这段关系并非他们所追求的。他们的内心始终渴望不断吸引新的目光,若这种吸引被禁止,他们的精神便仿佛失去了支撑。而与那些无法激起他们"性"趣的同性朋友之间,关系往往只停留在表面。

马龙·白兰度与"抑郁症"的深层关联

为何个体可能罹患表演型人格障碍?这往往源于童年时期被迫频繁地扮演他人期待的角色,而非展现真实的自我。

马龙·白兰度(Marlon Brando),这位从舞台走向好莱坞的巨星,27岁时凭借《欲望号街车》(*A Streetcar Named Desire*)一剧声名鹊起。然而,自那时起,抑郁症的阴影便笼罩在他的生活中。即便身处成功的巅峰,白兰度内心深处仍无法摆脱"自己毫无价值"的沉重信念。

每晚演出落幕之后,总有七八位女性翘首以盼,而他则自由地选择佳人共度良宵。他的言论更是成为社会热议的话题,频繁见诸杂志与报纸,吸引着无数人的目光。财富与名声接踵而至。

但白兰度的内心却是一片荒芜。

他接受弗洛伊德学派精神分析学家的治疗长达数年,但据他回忆,"这些治疗并未给他带来实质性的帮助"。最终,是他自己揭开了抑郁症的面纱,洞悉了其根源及诱因。然而,白兰度坦言,这一深刻的自我认知直到他年逾四十才逐渐清晰。

他抑郁的根源深深扎根于与母亲复杂的关系之中。

他的母亲深受酒精依赖症的困扰，情绪起伏不定。在对待孩子时，她显得颇为冷淡，这给年幼的白兰度留下了深刻的印记——他最初的记忆，总是伴随着母亲饮用杜松子酒后散发出的那股甜腻气息。多年后，白兰度坦言，这种特定的气味会在他遇到相似气息的女性时，引发一种难以言喻的性兴奋感。表演型人格障碍患者可能会刻意采用引人注目的言辞来吸引他人的注意，这些言辞的真实性值得一定程度的审慎评估。同时，他们对于父母的性吸引未能转化为更深层次的、适应性的情感表达，这是表演型人格障碍患者的一个显著特点。

从他记事起，他就对母亲酗酒的行为深感厌恶。他的母亲似乎已厌倦了抚养孩子的责任，对他表现得异常冷漠。

在校期间，他展现出叛逆的一面，因多次违反校规最终被军校开除。这段经历让他内心充满了空虚与难以遏制的愤怒。从心理学的角度来看，他的行为模式透露出边缘型人格障碍的某些倾向。值得注意的是，表演型人格障碍、边缘型人格障碍以及自恋型人格障碍这三种心理障碍往往相互交织，像是一组关系密切的家族成员。

无论是愤怒还是偶尔陷入的"抑郁"情绪，其根源都在于母亲未能给予他足够的无条件的关爱。

对于患有表演型人格障碍的人来说，他们容易意外地陷入"抑郁"的深渊。这背后的根本原因与边缘型人格障碍患者相似，都是源自一种始终未得到满足的对爱的渴望。而很多时候，这种情感上的匮乏可以追溯到他们与母亲复杂而扭曲的关系上。

这类人，在每一次与母亲的相聚或别离之后，都会经历一次深刻的"抑郁"侵袭。

白兰度本人也深刻体会到，他首次感受到的"抑郁"正是源自母亲离开纽约的那一刻。换句话说，这意味着，他视为成功象征的舞台，失去了最重要的观众——他的母亲。在他的心中，舞台上的每一次闪耀与成功，都是为了赢得那位名为"母亲"的观众的认可与掌声。然而，母亲的离去，让这舞台瞬间失去了它原有的意义与光彩。

白兰度本人在谈到自己模仿的才能时是这样说的：

"在童年时期，如果人未能感受到爱与接纳，他们往往会尝试成为他人的影子。这样的孩子，会将周围人的形象视为学习的榜样，仔细观察他们的面容，探究他们的言谈举止和思维方式。为了自我保护，他们开始模仿人们的表情和动作，以期在他人的世界中寻找到自己的定位。当我踏上演艺之路时，我发现自己已经具备了能够触动人心的演技，能够吸引观众的情感共鸣。"（《妈妈教我的歌》(*Songs My Mother Taught Me*) 第三章）

卓别林的童年

当我们探讨喜剧巨匠查尔斯·卓别林（Charles Chaplin）那

非凡的才华与坎坷多舛的人生轨迹时，不得不触及他童年时期受母亲不稳定情感状态深刻影响的岁月。

卓别林的自传开篇定格在他十二岁那年的一个周日午后。少年卓别林漫步于肯宁顿路迷人的街巷，随后回到了位于后巷中那简陋而阴暗的阁楼寓所。家中，母亲正沉浸在自己的世界里，一反常态，平日里爱整洁的她并未打理房间，四周杂乱无章，空气中弥漫着一股压抑的气息。她几乎是以一种决绝的态度，告诉卓别林家中已无食粮，催促他去找熟人求助。然而，卓别林却固执地不愿离开母亲身边，泪水在他眼眶中打转，他哽咽着回答：

"我想和妈妈在一起。"

这一幕，深深烙印在卓别林的心中。那是他最后一次见到精神状态稳定的母亲。

不久后，母亲因精神状况急剧恶化而入院治疗，即便有过短暂的清醒，也再未能恢复成卓别林记忆中那个温柔的形象。

卓别林的母亲曾是一位璀璨夺目的女演员。她先后诞下了长子西德尼·卓别林（Sydney Chaplin）与次子查尔斯·卓别林（即查理·卓别林），两人相差四岁。查尔斯出生后，母亲依然继续着她的演艺事业。每当她外出表演，家中两兄弟便交由保姆悉心照料。

然而，卓别林的父亲，同样身为演员，却深陷酒精的泥潭无法自拔。他性格复杂，未饮酒时显得深沉而安静，一旦饮酒则性情大变，判若两人。卓别林出生仅一年，父母的婚姻便因父亲的酗酒问题而破裂。卓别林的人生刚刚拉开序幕，却不得不面对父母爱情破碎的现实。

离婚初期，母亲凭借她在演艺圈的地位和收入，尚能维持家庭的基本生活。然而，好景不长，新的不幸接踵而至。母亲因声音问题逐渐失去舞台，又因内心的焦虑与失落而患上了神经衰弱症。

五岁那年，卓别林意外地迎来了他的舞台初体验。当时，由于母亲在舞台上突然失声，含泪走下舞台，而卓别林则被导演牵起手，带上了那原本属于母亲的舞台。在聚光灯下，小查理勇敢地唱起了耳熟能详的歌曲，并即兴模仿起母亲那因沙哑而略显滑稽的歌声。这一幕意外地引发了观众的爆笑，舞台上空飘起了如雨般的零钱，标志着他的首次登台大获成功。就连之前因表现不佳而遭受嘲笑的母亲，也在这一刻收获了观众的掌声与欢呼。

然而，这次登台是查尔斯·卓别林的起点，却也是母亲女演员生涯的终点。此后，为了抚养孩子，母亲不得不依靠缝制衣物等针线活儿来维持生计，但偏头痛的反复发作使她难以胜任这项工作，家庭因此陷入了贫困。从那以后，查理便频繁地往返于贫民院与简陋的家之间。母亲的精神状况也日益恶化，在查理七岁那年，她首次被送进精神病院接受治疗。尽管母亲后来曾一度康复，并与查理重新生活在一起，但好景不长，随着她逐渐失去对生活的掌控，理智边界也愈发模糊，这一切使查理内心深处始终笼罩在一种难以名状的恐惧之中。

困境仍在持续发酵。尽管只是微小的慰藉，但那位偶尔提供赡养费的父亲，也因酗酒问题失去了工作，不久后便离世了。在父亲逝世的阴影下，年幼的查理佩戴着丧章，以一种与舞台截然不同的方式意外地展现了他超乎年龄的表演天赋。

他开始将从市场上采购的水仙花精心捆绑成小巧可爱的花束，带着它们前往酒馆推销："请买点水仙花吧！"当顾客的目光落在他手臂上的丧章上时，他们不禁好奇地询问："是谁去世了？"这一刻，仿佛一场即兴的商务谈判悄然展开。最终，顾客不仅买下了花，还慷慨地给了小费。这一幕，宛如卓别林电影中的经典场景，巧妙地揭示了查理自幼便精通以细腻的方式触动人心的技巧，哪怕是利用他人对自怜情感的共鸣。然而，这份早熟与机智，却是他在悲伤与艰难的成长道路上被迫磨砺出来的。

卓别林是极少数能够凭借才华与些许幸运，成功跨越童年创伤的典范。他的每一次表演，都像是那个年幼孩子在拼尽全力地展现自己，背后承载的深刻悲伤与坚韧，深深触动了每一位观众的心弦。

香奈儿与谎言的艺术

虽然并非所有患有表演型人格障碍的人都表现出谎言癖，但这一特征在其群体中确实较为常见。这些人在编织谎言时，往往能使其听起来如同真实发生的一般。但是，这些谎言与反社会型人格障碍患者所编织的谎言，在本质上存在显著差异。反社会型人格障碍患者的谎言，其核心目的在于欺骗和操纵他人，以从中获取不正当的利益。

表演型人格障碍患者编织谎言，其初衷并非出于利益考量，而是旨在让周围的人感到惊讶，进而赢得他们的关注与关怀。有时，患者也试图通过这些谎言将自己融入梦想中的英雄角色，体验那份主角光环下的情感共鸣。

在寻求赞扬与关心的道路上，表演型人格障碍患者与自恋者展现出了惊人的相似性。因此，在现实生活中，我们常常可以观察到表演型人格障碍与自恋型人格特征在同一个体中共存的现象。

前面提到的可可·香奈儿正是这样一个例子。她不仅以其卓越的时尚设计闻名于世，更因其精心构建的个人故事而备受瞩目。这一点早已为公众所熟知。

回顾前一章中描绘的可可·香奈儿少女时期的"美丽故事"，我们不难发现，其中一些关键情节实则掺杂了虚构成分。

例如，关于她六岁时便孤身一人的说法。真相是，她的母亲在她十二岁时才离世，此后的生活才真正开始显现出孤独与艰辛。又如，故事中反复强调的她被寄养在姑姑家并遭受不公待遇的情节，虽能激起人们的同情，但实际情况却并非如此。在母亲去世后，可可与她的姐姐被送往的并非姑姑家，而是一座修道院的孤儿院。

众多评论揭示出，可可·香奈儿是一个性格中蕴含着虚荣色彩的人物，她的生活中不乏虚言逸事。这些或许是她为了调和出身贫寒与内心高自尊之间落差的一种方式，但不可否认的是，它们也与她那吸引并俘获人心的非凡能力紧密相连。

拥有扮演主角的天赋，本质上就是掌握了触动他人情感的技巧。这对创造新颖样式与风格而言是不可或缺的。优秀的艺术家或作家，往往都具备一种表演型的能力，这种能力使他们能够构想并呈现那些超越现实的美妙事物。而表演型的力量，也是一种感知与表达非真实存在的能力，它与说谎的技巧在某种层面上紧密相连。

然而，当这种说谎的能力未能得到正面的升华，反而被自私地滥用时，便会引发一系列问题。

这种类型的人格障碍患者，为了获得他人的爱与关注，可能会采取极端手段。这类人中，频繁以自杀威胁作为操纵手段的现象屡见不鲜，有时他们的行为还会牵连到无辜的第三方。

更为极端的是，他们可能毫无根据地指控他人犯了猥亵、强奸等严重罪行，将无辜者推向风口浪尖，而自己却丝毫不觉愧疚。

例如，在秋田发生的一起震惊社会的案件中，一名男子因一名女子的虚假指控而背负上强行猥亵的罪名，导致他名誉扫地，花了半生心血建立的公司也毁于一旦。而那位40多岁的女性，在谎言被揭露后，依然毫无悔意地表示：

"现在我被丈夫爱着，很幸福。"

这种类型的人在说谎时，可能会逐渐相信自己所编造的谎言。这种现象或许与他们高度敏感的被暗示性有关。

媒介时代的活跃表现

表演型人格者拥有非凡的表现力，能够深深吸引并打动人心，他们擅长洞察人心，在视频媒体蓬勃发展的今天，这种独特的能力无疑将占据举足轻重的地位。

在视频媒体领域，非语言信息往往比语言信息更具吸引力。比起语言，声音的抑扬顿挫、丰富的面部表情、生动的肢体语言以及精心营造的氛围等非语言元素能够更直接地触动人心。而表演型人格患者，正是这些非语言传达的佼佼者。不仅限于歌手和演员，对于学者、政治家等人士而言，在媒体时代要取得成功，拥有表演型人格的特质同样是一种优势。在公众关注度决定影响力的今天，能否有效抓住大众的心，往往比单纯的政治信条或办事能力更能决定一个人的政治生命力。

然而，值得注意的是，表演型人格的光环之下也隐藏着陷阱。其优点虽耀眼，缺点亦不容忽视。当我们倾心于那些外貌出众、表演精湛的公众人物时，也需警惕他们可能携带的表演型天赋的另一面——如擅长操纵言辞，甚至可能涉及谎言。

如果人们能够逐渐对此有深刻的认识，这份觉醒将使他们在面对媒体与公众人物时更加理性和明智。

表演型人格障碍在总人口中的占比为 2%～3%，然而，在当下这个愈发注重外在表现与形象的社会环境中，这一现象似乎有"繁荣"起来的趋势。

根源探析

对于儿童而言，原本孩子与父亲、与母亲、与父母之间的关系并不应显著地带有性暗示。然而，当某些特定因素导致孩子意识到父亲与母亲不仅是其养育者，更是具有不同性别的个体时，这种认知的转变可能成为诱发表演型人格障碍的温床。

在众多引发儿童心理问题的家庭因素中，父母的婚外恋及异性关系问题尤为突出。当母亲为了挽回或争取父亲的爱而表现出极度的努力与挣扎时，这种情感张力可能会使孩子陷入表演型行为的陷阱。

一个典型的案例是，某位女士在回忆自己童年时，以一种近乎轻松甚至愉悦的语气描述了一段令人震惊的经历：在会面开始不到五分钟，她突然声称父亲曾对她进行性虐待。然而，随着治疗的深入，她最终承认这一说法完全是虚构的。

这位女士的父亲在与母亲离婚前，曾与其他女性发生了婚外恋，最终导致了家庭的破裂，并离家出走。可以理解为，她可能在内心深处渴望能够重新夺回父亲的爱与关注，但这种渴望却以一种谎言的形式表现了出来。

相处之道

避免直接揭开面具

面对表演型人格障碍患者时，存在两种主要的交流策略。

一种是顺应其扮演的角色，即赞美其谎言以获取其期望的反应；另一种则是对其虚假面具和谎言感到厌烦，进而疏远。若你急于揭露这些谎言的欺骗性与虚伪，很可能立即导致关系破裂，并使自己陷入负面评价之中。因为很多人容易被其表面言辞所迷惑，你的揭露行为可能被视为刻意欺侮。与人格障碍患者对抗，拥有常识的一方往往容易陷入困境。

因此，为了保持与这类人的关系，原则上来说，即使察觉到他们的表演和谎言，也应避免直接指出。

然而，若想深化关系，让交往更加真实，需注意以下几点：

首先，确保自己的行为不受对方谎言或戏剧化态度的影响。若你成为其庇护者，不仅可能被牵连进意想不到的困境，还可能加剧其病态行为。

例如，这类人常扮演受害者，声称遭受朋友的不公待遇、性骚扰、暴力或财产损失。

若轻易相信并愤怒回应，可能会陷入不必要的麻烦。但有时，就像秋田的案例一样，连警察都会被骗，导致无辜者被误判。

其次，需意识到不应因对方的谎言或表演而给予其不应得的好处或满足。这要求我们从本质上理解其行为动机，保持冷静，灵活应对。面对谎言，不直接责备对方，而是深入分析其行为背后的真实需求，以更健康的方式给予满足。因为很多表演型行为实际上是在渴求爱与关注，若能以耐心和理解的态度与患者接触，对方或许能逐渐改变。在交流过程中，应关注对方内心的孤独与需求，而非仅仅纠结于表面的谎言。

在其他方面给予真诚的关怀，让对方感受到被理解和被接纳，谎言往往会失去其存在的土壤。

躯体化症状的处理

在协助患有表演型人格障碍的个体时，一个常见挑战是如何有效应对其伴随的恐慌障碍及各类心因性身体症状。这类障碍的特性之一，便是频繁地表现出多样化的身体不适症状。

如头痛、头晕、肢体麻痹、腹痛，乃至更为严重的痉挛、短暂的失去意识及行走困难等。尽管这些症状在医学检查中往往找不到明确的器质性原因，但它们确实存在，并常与身体表现性障碍（历史上称为歇斯底里）相关联。

当周围的人目睹这些身体症状频繁发作时，他们往往会感到困扰，甚至选择压抑自己的真实感受与想法。许多人内心虽渴望立即找到疾病的根源，但往往发现直接提及此事只会让症状加剧，因此常选择保持沉默。

对于躯体化症状，我们可以将其划分为两个阶段来应对。

在初始阶段，躯体化症状往往被视为寻求休息与情感支持的信号。因此，首要任务是确保患者获得充分的休息，而非轻率地否定其症状与心理状态之间的关联。重要的是，我们不应过度溺爱或放任患者，而是要引导他们遵循"身体不适，适时休息"的原则，无论是安排适当的卧床休息还是限制活动范围。通过这样的方式，许多情况下，躯体化症状会逐渐减弱。

若症状反复出现，我们需鼓励患者逐步培养自我应对能力，减少对外界援助的过度依赖，这对于打破症状与焦虑之间的恶性循环至关重要。例如，在遭遇过呼吸发作时，指导患者自行使用纸袋呼吸法缓解，同时周围的人应保持冷静，不给予过度的关注。起初，患者可能会因焦虑不安而情绪波动，但当他们掌握了有效的应对技巧后，这种自我掌控感将成为推动康复的重要动力。

关于工作或上学的请假事宜，鼓励患者自行办理相关手续。能够自主处理这些事务，往往是患者恢复过程的积极的起点。

同时，我们也要认识到，躯体化症状有时也反映了患者对于情感关怀的渴望。因此，在症状出现时，适度减少对患者的关注，往往能更有效地缓解患者的症状。

克服要点

自我对话的重要性

表演型人格障碍的显著特征在于过度关注外界及他人的情绪与感受，而往往忽视自身的真实感受和内心需求。这类人倾向于根据周围人的情绪变化来指导自己的行为，通过取悦他人、寻求广泛的爱来构建自我保护屏障。一旦这种需求得不到满足，便陷入深深的焦虑或沮丧之中。

由于长期生活在这样的模式下，个体可能难以正视自己的内心世界。每当试图直面内心时，空虚与孤独感便随之而来，迫使他们不自觉地转向更为快乐、刺激或社交化的活动以逃避真实的内在体验。然而，这样的生活方式只会让内心世界愈发贫瘠。

为了克服表演型人格障碍，一个极为有效的方法是积极安排并享受与自己对话的时光。尽管初时可能伴随着情绪的波动，但这恰恰是你开始正视自我的标志。通过花时间与自己对话，培养内省的习惯，可以有效防止人格进一步空洞化。

写日记、读书、细心照料植物与小动物，这些都是帮助个体回归内在世界的绝佳方式。关键在于，要为自己预留出独处的时间。若你能全然沉浸在这些独处时光中，那么你的精神平衡将会得到显著的恢复与增强。

不要过度依赖外界的刺激，应学会珍视并培育那些源自内心深处的激情与灵感。

功到自然成

正如前文所述，表演型人格障碍患者往往倾向于不断从外界汲取新鲜刺激，犹如在游乐场中不断追逐新奇体验。同样，他们在人际关系与职场中也渴望那份持续的兴奋与新鲜感。一旦感到不满足或乏味，便容易陷入悲伤或无聊的情绪低谷，这种情绪波动的极端性，在表演型人格障碍患者中尤为显著。因此，为了逃离沮丧与空虚的侵袭，个体往往会不顾一切地追逐喧嚣与兴奋。

然而，即便在没有新刺激的时刻，人们同样能够体验到内心的喜悦。关键在于，我们要学会珍视那些平凡无奇的时光，这样能够让我们的心灵变得更加敏感细腻，从而捕捉到生活中的快乐瞬间。我们应当珍视身边的一切，让那些能够带来正面影响的小习惯得以长久地保持下去。不必总是追求轰轰烈烈的大事，而是要坚持做好每一件平凡的小事，这样的过程正是培养表演型人格障碍患者所缺乏的内在稳定与满足感的关键所在。

为了在平凡中发掘乐趣，无论是工作还是人际关系，关键在于与那些富有内涵与深度的事物保持长期而紧密的联系。

选择富有内涵的伴侣

表演型人格障碍患者往往经历着跌宕起伏的情感旅程，在一定程度上是其性格特质使然。他们通过情感的波动来保持自我存在感，而一旦进入相对稳定的生活模式，如抚养子女或扮演传统家庭角色时，可能会感到一种不适应甚至反弹，仿佛被束缚在了"家庭"这个框架之内，进而陷入抑郁状态，这便是"笼鸟综合征"的体现。对于他们而言，缺乏持续的挑战与刺激，就如同花朵失去了阳光的照耀，会逐渐失去生机与活力。而他人的关注与认可，则如同阳光一般，让他们焕发光彩。

然而，频繁更换伴侣、过着类似游牧民般的生活，从长远来看，会带来诸多不利影响。它难以构建稳定的家庭环境，尤其在人生的收获季节，若仍沉溺于播种而非收获，那么许多计划与目标都可能面临夭折的风险。正如《蚂蚁与蝈蝈》的寓言所揭示的，若只顾眼前享乐而不为未来做打算，当生活的严冬来临时，便会面临身心俱疲、事业受挫的困境，甚至最终导致晚景凄凉。

对于表演型人格障碍患者而言，能否最终拥抱幸福，很大程度上取决于能否遇到一位合适的伴侣。

从这个意义上来说，卓别林的故事便是一个生动的例证。在经历了多次情感波折后，年逾五旬的卓别林遇到了第四任妻子——十七岁的乌娜·奥尼尔（Oona O'Neill）。乌娜是著名剧作家尤金·奥尼尔（Eugene O'Neill）与其前妻所生的女儿。

乌娜与卓别林共同走过了34年的婚姻旅程，并育有8个子女。他们之所以能拥有如此稳定的婚姻关系，很可能是因为双方在追求的事物上高度一致。乌娜在卓别林身上找到了那份如同父亲般的感觉，而卓别林，自和初恋——年仅十五岁的海蒂·凯利（Heidi Kelly）分手后，心中便对天真无邪的女孩怀有一种难以割舍的情愫。

然而，仅仅基于这种单一的情感追求，在现实生活中难免会遇到挫折与失望。毕竟，过往的恋人虽美，却可能缺乏生活的历练与内心的深度。但乌娜不同，她不仅拥有令人倾心的美貌，更兼具内敛的性格、丰富的内心世界以及敏锐的洞察力。对于卓别林而言，乌娜不仅是他最好的观众，更是他艺术创作的灵感源泉。

值得一提的是，马龙·白兰度经历了三段婚姻的聚散离合，其晚年还遭受了长子涉及命案和二女儿自杀离世的重创，命运多舛。可可·香奈儿，在晚年也选择了与孤独为伴。她走向人生终点的地方，正是那家在她初抵巴黎时曾被众多名门子弟环绕的著名的丽兹酒店（Hotel Ritz）。

第六章 反社会型人格障碍：冷酷的独行侠

> **反社会型人格障碍**
>
> A. 一种漠视或侵犯他人权利的普遍模式，始于 15 岁，表现为以下 3 项（或更多）症状：
>
> （1）不能遵守与合法行为有关的社会规范，表现为多次做出可遭拘捕的行动。
>
> （2）欺诈，表现出为了个人利益或乐趣而多次说谎，使用假名或诈骗他人。
>
> （3）冲动性或缺乏计划性。
>
> （4）易激惹且具有攻击性，经常卷入打斗或实施暴力。
>
> （5）鲁莽且不顾他人或自身的安全。
>
> （6）一贯不负责任，表现为重复性地逃避工作或不履行经济义务。
>
> （7）缺乏懊悔之心，做出伤害、虐待或偷窃他人等行为后显得不在乎或加以合理化。
>
> B. 个体至少 18 岁。

DSM-IV-TR《精神障碍诊断与统计手册》第四版修订版［美国精神医学学会（APA）］

特征与背景解析

无情的行为模式

反社会型人格障碍的一个显著特征是对他人的冷酷剥削。这类个体在人际交往中，缺乏情感共鸣，轻易地伤害或贪婪地利用他人，而不产生内疚感。与在后文中将讨论的偏执型人格障碍患者相比，尽管偏执型人格障碍患者也可能视他人为潜在的背叛者，但他们往往存在一种既无法信任又渴望信任的矛盾心理，这种矛盾驱使他们采取偏执的行动。然而，在反社会型人格障碍中，这种"信任"与"不信任"的挣扎似乎已不复存在，因为他们往往对他人缺乏基本的信任与尊重。

他们倾向于从一开始就对他人保持高度的不信任，这种态度使得他们在面对潜在的背叛时，采取"先发制人"的策略，即便是对那些曾经信任他们的人，为了个人利益，他们也能毫不犹豫地出卖对方。对于自己能够如此冷静和果断地行事，他们感到一种莫名的坚强和满足。

在他们看来，对伤害他人表现出犹豫或同情，是一种软弱的表现。他们可能在幼年时期就已经失去了对他人的同情与关怀。

对于患有反社会型人格障碍的人来说，他们可能将恋人和朋友都视为可利用的工具。让恋人从事不道德的行业以谋取利益，自己在享受挥霍无度的生活的同时引诱其他女性，这些行为对他们而言可能是家常便饭。

他们往往会精心策划接近那些纯真且容易受伤害的女性。有人可能会直言不讳地表示"女性只是用来赚钱的工具"；而另一些人虽然口头上表达爱意，但行为上却同样将她们视为获取某种利益的手段。尽管这些人在表达方式上有所不同，但在本质上，他们的所作所为并无区别。

从他们的价值观体系出发，他们往往将结婚、守护伴侣、抚养子女，并受雇于公司、向上司和客户妥协的人生视为极不明智的选择。他们仿佛置身于一个与主流社会价值观截然相反的世界。他们对婚姻和爱情持怀疑态度，即便有所行动，也更多是基于一时的冲动或是为了获取对方的信任以进一步利用。

对于他们而言，无论是恋人还是朋友，都可能成为轻易背叛的对象。当自身利益受到威胁或自尊心受损时，他们甚至可能诉诸暴力，对曾经深爱的人也不例外。因此，他们的日常生活与情感关系都建立在一个极其微妙且危险的平衡之上。

这种类型在男性中的比例相对较高。某项调查显示，其患病率在男性中约为3%，而在女性中约为1%。

第六章 反社会型人格障碍：冷酷的独行侠

跨越禁忌的迷途者

患者反社会型人格障碍的个体显著特征之一在于他们对社会规范与普遍价值观的漠视乃至敌视。在这些人心中，挑战法律界限能激发一种莫名的快感，误以为自己因此变得强大且独特。在认同无视法律的生活方式时，某些人可能因此感受到一种扭曲的自尊，也有人并未怀揣明确的社会对抗意识，仅是出于一时的欲望与冲动，最终踏上了犯罪或是不正当地剥削他人的道路。

人类社会是建立在共同遵守基本禁忌的基础之上的。禁忌，简而言之，就是作为人类社会成员所不应触碰的底线，是每个人在社会生活中必须遵循的最低限度的行为规范。

对于反社会型人格障碍患者而言，他们要么缺乏对禁忌的基本认知，要么其禁忌观念已严重扭曲。一旦禁忌的界限被打破，原本应有的约束力量便荡然无存，仿佛打开了潘多拉的盒子，引诱他们一再跨越界限。然而，许多人终会意识到其可怕之处，从而重新寻求禁忌的保护。

禁忌之外，是一片令人心悸的无序之地，它剥夺了个体受社会规范庇护的权利。将此地视为永久居所，绝非易事，因为随之而来的是来自社会及内心的双重惩罚。这不仅仅是物质利益与安全感的丧失，更是对个体灵魂深处的拷问与侵蚀。人类禁忌的深重，在于它对任何试图跨越它的行为都施以严厉的精神惩罚。

我曾从一位前狱警口中听闻一个令人深思的故事：一个因暴力行为臭名昭著的帮派头目，曾无情地枪杀了一名求饶的受害者。起初，他并未对自己的行为表现出丝毫悔意，反而用受害者的"背叛"来合理化自己的行为。然而，随着他被囚禁于高墙之内，情况悄然发生了变化。每晚，受害者的身影如影随形，在他的梦境中化作无尽的梦魇，使他日渐憔悴，最终选择了自我了断。

"复仇在我"——被扭曲的人生轨迹

反社会型人格障碍的形成路径大致可划分为两类。一类是自小学时期便显露无遗的顽劣孩童，频繁展现问题行为；另一类则是童年时期看似正常，却在步入青春期后逐渐滑向犯罪深渊。

在第一种情形中，这些孩子展现出的是不沉稳与急躁的特质，这往往导致他们成为虐待与欺凌的对象，同时也难以获得周围人的理解与接纳。或者说，父母和老师也可能将他们视为问题儿童。他们背负着自孩提时起就累积的沉重、不信任的历史，内心的愤怒如野火燎原，却因无法直接指向父母，最终转化为对整个社会的宣泄与报复。

对他们而言，生活仿佛成了一场永无止境的复仇大戏，充斥着背叛、剥削与破坏。这种深刻的、对人类的不信任，正是多年不幸经历铸就的坚固壁垒。

今村昌平导演的电影《复仇在我》，改编自佐木隆三的小说，深刻描绘了这一类人物的内心世界。主人公榎津岩（由绪形拳饰演），在九州、滨松、千叶等地流窜，犯下欺诈、杀人的罪行，甚至伤害试图保护他的母女。他对庇护者的不信任、对人类的彻底绝望，究竟源自何处？影片通过回溯其童年经历揭示了答案。榎津岩的父亲是一位虔诚的基督徒，也是一位船主，虽反对战争，却迫于军方的压力不得不交出船只。他目睹了父亲在暴力面前的无奈与妥协，深深的失望与愤怒驱使他走上了与父亲和信仰背道而驰的道路。

科胡特的理论指出，当"父母理想形象"在现实中遭遇严重挫败时，个体的超我（即道德良知与自我理想）便难以健全发展。

榎津岩对父亲的失望与反抗，是青春期一个普遍且广泛的主题，它并非反社会型人格障碍患者的专属，这种冲突若未能在青春期得到解决，便有可能贯穿一生，成为不幸的根源。这种反抗背后，实则是对父爱与认可的深切渴望。

在面临死刑判决的最后一次会面中，榎津岩对父亲说出了"如果是这样的话，杀了你就好了"的狠话，然而，尽管他手上沾满了无辜者的鲜血，却唯独没有对父亲动手。这说明了什么？

在我看来，榎津岩最深层的痛苦与不幸，并非仅仅源自对父亲在军队压力下屈服的失望，更在于父亲不仅未能理解榎津岩行为背后深藏的苦衷与情感，反而以一种伪善和利己的姿态，对他进行了诸多干涉。无论是将他送往神学校以图改变，还是对他的反抗行为进行压制，都进一步加剧了父子之间的隔阂与对立，令榎津岩的行为与父亲所期望的背道而驰，一步步走向毁灭。

同样，2001年6月8日发生在大阪池田小学的儿童杀伤事件中，被判处死刑的宅间守也深受"复仇"之心驱使，其行为背后同样映射出其与父亲关系的复杂性。犯案后，当父亲的采访言论被公开时，他以一种近乎局外人的态度责备自己的儿子，这样的言辞无疑让许多人惊愕不已，难以置信这竟出自一位父亲之口。

在探讨"复仇"型犯罪时，我们往往会发现这类犯罪行为与下一章提到的偏执型人格障碍之间存在着紧密的关联。以宅间守的案例为例，根据报道所披露的事实，我们可以合理推断他深受极度多疑和嫉妒等偏执型人格障碍特征的困扰。当这两种心理障碍同时存在于个体之中时，个体实施危险且有害的犯罪行为的可能性显著提高。

相处之道

对否定看法的敏感性

患有反社会型人格障碍的个体，其人生历程往往伴随着持续的否定与排斥。面对这样的背景，我们的首要原则是避免以消极的态度回应，因为当我们以不信任之心相待时，很可能遭遇同样的不信任。因此，努力摒弃先入为主的偏见，以中立、开放和理解的态度去接触他们，是建立有效沟通的基础。

然而，实践远比理论复杂。这类人可能具备高度的洞察力，或试图通过挑衅性言行来测试我们的反应，让我们陷入愤怒或敌意之中。

对于反社会型人格障患者而言，他们往往能在一般人视为压力或紧张的状态中找到某种"舒适区"。在情绪不佳或感到烦躁的时候，他们可能会不顾对方感受，采取挑衅性的言行。这既是一种挑衅，也是一种对他人反应的测试，以此来衡量对方的底线。因此，若我们感到自尊受损、愤怒或给出情绪化的回应，便正中其下怀。那些轻易被挑衅激怒、过于情绪化的人，很可能会遭到他们的轻视与嘲笑。一旦关系因此变得紧张尖锐，往往难以再向前发展。

面对挑衅，保持冷静与镇定是守护心灵的第一道防线。我们应避免直接对挑衅的言行做出即时反应，而是尝试深入理解其背后的动机或情感。

一句简单的"发生了什么事吗？"往往能像春风化雨般缓和紧张的气氛。

当遭遇"没什么"或"没关系"这类看似拒绝的回应时，我们不应轻易气馁。持之以恒地保持开放的对话与耐心，对方的心防会逐渐放松。

不被其挑衅行为所激怒，信赖关系便能一点点建立起来。这需要耐心和包容。

重塑体验与无常之悟

我认为有两个关键因素能够触发反社会型人格障碍患者的改变过程。第一，是被他人真诚接受和认可的经历，这能够逐渐建立起他们与他人信任的桥梁。当面对责备时，人们的第一反应可能是加剧反抗，一旦体验到被理解和宽恕，可能会深刻地认识到自己行为中的不当之处，这对于反社会型人格障碍患者来说同样有效。当然，这种转变并非一蹴而就。即使被原谅了，他们也可能需要时间去内化这一变化。

第二，尽管贪婪在人类的生存动机中占据一席之地，但人类并非仅靠贪婪就能存活的生物。这是因为我们的生命是有限的，最终都将面对死亡的终局。在这一事实面前，无论是逃避责任还是盲目逞强，都显得苍白无力。在个体寻求改过自新的过程中，我坚信一种对生命无常的深刻领悟能够逐渐剥离他们内心的防御外壳，成为转变的又一重要契机。

当我们目睹反社会型人格障碍患者卸下其反社会行为的伪装、重新融入社会框架的转折点时，他人的接受与生命无常的体悟往往扮演着至关重要的角色。这些体验并不能即刻改变他们的外在行为，而是如细雨般慢慢渗透进他们的内心世界，随着时间的积累，自然而然地促使他们调整并改变生活方式，就如同成熟的柿子终将从枝头自然脱落一般。

在体验生命无常的过程中，最常见且深刻的方式莫过于身边亲人的离世。无论是同伴、爱人的逝去，还是长期对抗中的父亲或家族成员的离世，这些事件往往能将个体原本充满惩罚性的观点和怨恨的内心转化为自我反省的土壤。这是他们首次深刻意识到自身过错与责任的契机。值得注意的是，要达到这种生命无常的领悟，通常需要一定程度的成熟精神作为支撑，而这一过程，对许多人而言，可能是在步入中年之后才逐渐实现的。

普兰·戴维（Phoolan Devi），这位因电影《土匪女皇》（*Bandit Queen*）而闻名的女性，出身于印度社会的边缘——低种姓马拉（Mallah）族群。她的父亲因缺乏教育而被狡猾的伯父家族欺骗，失去了土地与财产，普兰在贫困交加、对人性充满憎恶与不信任的环境中艰难地成长起来。她从小就深知，警察与官员往往不会为穷人伸张正义。普兰的前半生充满了虐待与暴力。年仅 11 岁的她，便被迫卷入了一场形同人口贩卖的婚姻，成了一个名为"丈夫"的男人满足私欲的工具，遭受着噩梦般的折磨。每当她试图反抗，等待她的便是无情的殴打。

被婆家退回的普兰，非但没有得到父母的庇护，反而被他们视为累赘，逐渐在村子里失去了立足之地。仅仅因为坚持自己的正当权益，她便遭遇了强奸、诽谤，最终还被冤枉并带至警察面前。腐败的警察以审讯之名，对她实施了无耻的侵犯。身心俱疲的普兰，在经历了这一切后，好不容易被保释出来，但迎接她的却是村民们冷漠的目光。然而，就在她几乎绝望之际，命运的转折点悄然降临——普兰被一伙土匪绑架了。

土匪头目巴布（Babu Gujjar）像其他男人一样试图将她当作一个可以随意摆布的物品。然而，副头目维克拉姆（Vikram）却将普兰视为一个独立的人。在关键时刻，维克拉姆为了保护普兰，勇敢地击败了巴布，成为新的首领。在这个过程中，普兰对维克拉姆产生了深厚的感情，因为她一直以来都被忽视和否定，维克拉姆是第一个真正认可和接受她的人。

然而，好景不长，维克拉姆突遭袭击，在普兰眼前倒在子弹下。为了替心爱的人复仇，普兰毅然地带领盗贼团伙向村庄发起攻击。尽管警方布下了天罗地网，试图将她捉拿归案，但普兰却意外地获得了民众的喝彩与支持。但长时间的逃亡和属下的离散最终让她选择了投降。

普兰的前半生被愤怒与复仇的火焰所吞噬，但她在经历了11年的监狱生活后，终于找到了内心的平静与解脱。普兰在贫穷民众的支持下成为国会议员，以合法的方式为社会贡献自己的力量。

维克拉姆的离世以及同伴们的相继逝去，最初在她心中激起了强烈的复仇之火，但随着时间的流逝，这股怒火似乎逐渐转化为一种更为深沉的情感。普兰在狱中皈依了佛教，内心开始萌生对世事无常的深刻体悟。她已经领悟到，无论是自己经历的苦难，还是那十多年的囚禁生涯，都让她深知复仇之路的徒劳与虚无。

然而，命运似乎并不打算轻易放过普兰。2001年7月，一个震惊世界的消息传来，在从国会返回的路上，普兰遭遇了一个武装团体的残忍袭击，身中25弹，不幸遇害。这场突如其来的悲剧，再次将血与复仇的链条紧紧缠绕在她的命运之上，让她至死都未能从复仇的阴影中彻底解脱。

克服要点

宫本武藏的生活哲学与内在挑战

有反社会型人格障碍倾向的人，往往倾向于主动追求刺激和危险的感觉。如何在社会规范与道德的框架内合理满足这种寻求刺激的冲动，成为他们能否抵御反社会行为诱惑的关键。从生理学的角度来看，这类人往往难以对潜在的危险产生应有的恐惧或不安，反而会不由自主地沉溺于追求这种心理与生理上的高度兴奋状态。

即便努力尝试去抑制这种倾向，过程也往往并不顺利。对于那些具有反社会型人格障碍特质的人来说，若要在社会中取得合法的成就，就要通过适当渠道满足自身对冒险与刺激的渴望，将其转化为积极的力量。

实际上，所有的人格障碍既可能成为个人发展的阻碍，也蕴含着独特的潜能与优势，能在社会中展现个人独特的价值与能力。

格斗、武术、赛车、海上运动、跳伞以及狩猎等活动，均能在一定程度上满足对刺激与冒险的渴望。若能将这份热爱转化为职业，自然是最为理想的选择，即便是作为业余爱好，也能带来极大的满足与成就感。此外，诸如消防员、建筑工人等高风险职业，同样能为追求刺激与挑战的人带来强烈的充实感与成就感。

宫本武藏可被视为一位将内在的反社会性格倾向转化为剑道精髓的大师。他成功地将自己内心深处可能存在的反社会型人格特质转化为对剑道的执着追求。若非选择了剑道这条道路，或许他会滑向罪恶的深渊。在极端艰难的战斗环境中，他展现出了不惜一切代价也要取胜的坚忍与决心，而正是在这种公平竞争的极限挑战中，他找到了自我实现与救赎的道路。

然而，宫本武藏也对在严流岛与佐佐木小次郎的决斗结果抱憾终身。尽管关于这场决斗的真相众说纷纭，包括政治阴谋等猜测，但毫无疑问的是，在严流岛决斗以后，武藏极力避免再次陷入决斗的旋涡，转而将兵法的研究重心从外在的力量比拼转向内心世界的修炼与成长。同时，他在书法、水墨画等艺术领域也取得了卓越的成就。我认为，这一过程不仅仅是剑术技艺的升华，更是武藏生活方式的全面觉醒。他成了一个更加全面、更有深度的人。

随着他内在的那份对危险与刺激的冲动逐渐被驯服，一颗热爱美好、关怀弱者的心便逐渐显现。

不愿子女重蹈覆辙

具有反社会型人格特质的人，在与深爱之人共度时光，或是成为父母、亲眼见证孩子成长的过程中，往往会对自己过去的反社会生活方式产生深刻的质疑。这也是他们内心深处爱意觉醒的明证。即使他们曾选择了一条触犯法律、不惧生死、习惯于流血冲突的道路，也绝不愿让这份负担落在他们心爱的无辜且弱小的家人身上。

以黑帮教父阿尔·卡彭（Al Capone）为例，当他步入婚姻、拥有了自己的家庭后，也曾渴望过上安稳的生活，甚至尝试在会计师事务所工作，努力成为一个表现出色的职员。然而，在不良朋友的诱惑下，他最终未能坚守这份初心。设想若他预知了未来的悲剧，是否会毅然决然地拒绝那些将他引向深渊的诱惑？但遗憾的是，年轻时的他终究未能抵挡住一时的甜蜜与刺激，最终只能在恶魔岛（Alcatraz）的监狱中度过余生。

同样地，许多顶尖的格斗家也坦言，他们不希望自己的孩子重蹈覆辙。随着对格斗世界的了解不断加深,他们愈发意识到其中潜藏的风险与艰辛。因此,他们不愿让孩子承受同样的痛苦与危险。从这种意义上说,这些格斗家通过对家人的爱,实现了对危险冲动的超越与解脱。

第七章 偏执型人格障碍：疑云密布的世界

偏执型人格障碍

对他人的普遍的不信任和怀疑以至于把他人的动机解释为恶意，起始不晚于成年早期，存在于各种背景下，表现为下列4项（或更多）症状：

（1）没有足够证据地猜疑他人在剥削、伤害或欺骗他。

（2）有不公正地怀疑朋友或同事对他的忠诚和信任的先占观念。

（3）对信任他人很犹豫，因为毫无根据地害怕一些信息会被恶意地用来对付自己。

（4）善意的谈论或事件会被当作隐含有贬低或威胁性的意义。

（5）持久的心怀怨愤（例如，不能原谅他人的侮辱、伤害或轻视）。

（6）感到自己的人格或名誉受到打击，但在他人看来并不明显，且迅速做出愤怒的反应或反击。

（7）对配偶或性伴侣的忠贞反复地表示猜疑，尽管没有证据。

DSM-IV-TR《精神障碍诊断与统计手册》第四版修订版［美国精神医学学会（APA）］

特征与背景解析

恐惧背叛

患有偏执型人格障碍的人,内心深处难以建立起对他人的信任。这种类型的人,在亲密关系中,常被无端的被背叛的念头所困扰,导致无法自如地把握与伴侣间的亲密度,错失了享受亲密关系的美好。对他们而言,亲近往往伴随着怀疑与苦楚。在这种状态下,他们可能会萌生监控亲近者的强烈冲动,或频繁地试图掌握对方的一举一动。一旦对方显露出任何不理解或结束关系的迹象,他们的猜疑之火便会瞬间被点燃。

此类障碍在婚姻中尤为显著,患者坚信伴侣终将背叛自己,即便缺乏确凿证据,也持续抱有不合理的怀疑。他们频繁质问,渴望找到"确凿"的背叛证据。只要伴侣与异性稍有接触,便会立即点燃他们心中的疑惑与嫉妒之火。他们无法遏制地想要不断确认配偶的行踪与活动,这种无休止的询问与监视让他们自己也无法获得内心的平静。更为极端的是,他们可能开始限制配偶的外出自由,包括与同性朋友的正常社交活动。这种过度的控制与猜疑,往往成为家庭暴力事件的导火索。有时,他们会将妻子囚禁在家中,隔绝她与其他男性的任何接触。而当这种心理障碍与酒精依赖症交织在一起时,情况更是雪上加霜。对于那些同时患有阳痿的酗酒者而言,他们对妻子的猜疑与嫉妒情绪也随之达到前所未有的高度。

爱情与憎恨之间，仅隔着一道脆弱的屏障，这种情感的极端转换正是偏执型人格障碍的一个显著特征。一旦信任崩塌，患有偏执型人格障碍的个体可能会如《一千零一夜》(Tales from the thousand and one nights)中描绘的波斯苏丹那样，被扭曲的情感所驱使，对周遭造成伤害，甚至走向极端。这种倾向，在历史的长河中屡见不鲜，古往今来都未曾改变。在情感纠葛复杂乃至引发暴力事件的场景中，患有偏执型人格障碍的个体往往扮演了关键而危险的角色。他们可能展现出比边缘型或自恋型人格障碍更为顽固的跟踪行为。值得注意的是，偏执型人格障碍在一般人群中的发病率约为 0.5% ～ 2%，与边缘型和自恋型人格障碍相比，其普遍性同样不容忽视。

拥有这种性格特质的人往往显得孤独且内心脆弱，他们对于展现善意与深情的人初时抱有高度的警惕，害怕轻易敞开心扉受到伤害。然而，一旦他们鼓起勇气开始信任并分享内心，对方便在他们心中变得极其重要。在这个过程中，他们内心那个幼小而脆弱的自我仿佛被赋予了新的生命力，进而可能产生一种错觉，认为对方只为了自己而存在。有时，他们可能会将对方的每一份好意都解读为深深的爱意，从而加剧了这种恋爱妄想的程度，进而展开热烈而执着的追求。但若这份自以为是的深情未能得到预期的回应，或是遭遇了任何形式的失望，他们内心的爱与希望便会迅速转化为怨恨与愤怒。因此，若是在不了解他们这种性格本质的情况下开始一段关系，未来可能会面临诸多挑战与艰辛。

某些情况下，他们威胁说"我要杀了你"或"我要放火了"，而在实际中，他们确有可能付诸实践。

这种类型的人，因其过度的黏附性和强烈的执着倾向，极可能发展成为难以应对的跟踪狂。

患有偏执型人格障碍的个体，另一显著特征在于其内在的刚硬与易于受伤性。他们在表情、态度乃至思想观念上都展现出一种难以撼动的僵硬感。缺乏必要的灵活性，往往难以以轻松幽默的态度应对事物。即便是微不足道的言行，也可能被他们视为蓄意攻击，从而感到名誉受损，激起强烈的愤怒情绪。此外，这类人通常拥有与现实脱节的高自尊，即便面对合理的批评或指正，也会认为是对方在贬低自己、愚弄自己，进而持续抱有怨恨之心。

患有偏执型人格障碍的个体，在其人生的某个阶段，往往经历了形成其扭曲世界观起点的深刻事件。这一经历如同烙印般刻在他们的记忆中，使得他们对他人充满了恐惧与不信任。

他们难以相信人与人之间的信赖关系和爱情，转而倾向于通过权力和武力来寻求对他人的控制。这类人往往对权谋策略抱有浓厚兴趣，他们更关注阶级与等级的差异，倾向于从权力与等级关系的视角，而非情感联系的角度，去理解人际关系。

此外，偏执型人格障碍还常常伴随着情绪的波动。他们可能会经历情绪高涨、行动积极的时期，也会陷入意志消沉、自我反省的阶段，甚至有时会陷入抑郁状态。当他们深陷于自己的妄想之中，并对此深信不疑时，会显得异常精力充沛。然而，一旦意识到自己的想法与现实脱节，他们便会陷入深深的抑郁之中。

怀疑和过度保密

偏执型人格障碍的一个显著特征便是过度的保密倾向。这类患者对于即便是最寻常不过的问题，如个人隐私或家庭背景，也会表现出极高的敏感性，并倾向于避免直接回答。

他们总是使用模棱两可的措辞，或者以反问来回答。

在谈及自己的过去或个人事务时，他们可能会以"忘记了"或"这个嘛，你觉得呢"等措辞来搪塞，展现出一种刻意的遗忘。关于个人生活和社会生活，他们对待哪些话该说、哪些事该保持沉默，往往显得神经质且谨慎。

当销售员或电话推销员试图访问或致电给偏执型人格障碍患者时，可能会遭遇尴尬甚至不快的场景。患者可能会因感受到隐私被侵犯而心生怀疑与愤怒，质问为何成为被访问或拨打的对象。相反，当被要求透露家庭情况时，这些销售员和电话推销员往往会因得不到明确回应而尴尬收场。

历史上，如约瑟夫·斯大林（Joseph Stalin）和阿道夫·希特勒（Adolf Hitler）等人物彻底篡改或掩盖了自己的过去，这在一定程度上也反映出偏执型人格障碍的某些典型行为特征。

权贵之殇

自古罗马时代起，偏执型人格障碍便在独裁者中屡见不鲜。它源自拥有绝对权力时的无所不能感与对权力流失的深切忧虑，这种矛盾的情感不断侵蚀着独裁者的内心世界。

从古罗马的暴君尼禄（Nero），到法国大革命时期的恐怖统治者罗伯斯庇尔（Robespierre）、英国的权臣克伦威尔（Cromwell），再到近现代的斯大林（Stalin），乃至巴基斯坦的总统马姆努恩·侯赛因（Mamnoon Hussain）等，这些历史人物无不透露出偏执型人格障碍的某些共同特征。他们普遍建立秘密警察体系，进行暗中监视与肃清行动，直至独裁者本人去世或政权更迭。

这一心理困境并不仅限于国家层面的独裁者，它同样是一个潜在的陷阱，许多在企业或组织中独断专行的经营者和管理者也容易深陷其中。

由于他们首要关注的是自身地位和权力的稳固，因此难以对下属建立起全然的信任。他们时刻担忧下属可能背叛、倒戈或成为未来的竞争对手。因此，在评估下属时，他们往往更侧重于考察对方的忠诚度，而非实际的工作表现或能力。即便下属提出了富有建设性的意见，这些意见是否被采纳也往往取决于它们是否符合领导者的个人意图，而非意见本身的合理性与价值。长此以往，那些充满动力与才华的员工往往会感到沮丧并选择离开，而留下的往往是缺乏能力、只会阿谀奉承的下属。

在某些情况下，随着职位的晋升，尤其是担任管理职务后，一些人的人格特质似乎会发生微妙的变化。这种变化往往源于过度的自我保护心理，导致他们陷入怀疑的旋涡，他们不再以工作内容为核心，而是时刻担忧自己的地位不保，或害怕承受责任的重担，因此更倾向于进行防御性思考，沉迷于为自己的行为辩解。

在这样的领导之下，下属往往成为最直接的受害者。领导者的注意力不在于如何通过创新提升效率，而是专注于寻找他人的错误与不足。这种环境迫使下属也采取防守姿态，对新的尝试和想法变得畏首畏尾。尽管这样的领导者在人际关系中可能并不受欢迎，但在某些缺乏有效监督与评估机制的环境中，他们却有可能凭借"不出错"的策略勉强维持自己的地位。

这种现象不仅存在于政治和商业领域，任何缺乏透明度和检查功能的组织或团体都可能成为偏执型人格障碍滋生的温床。新兴宗教和邪教组织中的某些教祖也可能受到偏执型人格障碍的困扰。他们的极端信念和妄想可能引导信徒走向极端行为，比如集体自杀或反社会暴行，如同奥姆真理教事件那样，对社会造成严重的危害。

第七章　偏执型人格障碍：疑云密布的世界

"弑父情结"与权力斗争

在男性心理发展中，父亲往往被视为一个恒久的竞争与挑战对象。弗洛伊德理论提出，儿童内心可能潜藏着一种欲将母亲从父亲身边夺走并占为己有的冲动，这种冲动因被视为禁忌而受到压抑，进而在无意识层面形成了俄狄浦斯情结（Oedipus Complex）。这一假说源自弗洛伊德对一位患有恐惧症的五岁男孩汉斯的心理分析（据称汉斯因对母亲的爱而担忧父亲会割去他的生殖器），这反映了被压抑的俄狄浦斯情结的潜在影响。若此情结未能得到妥善处理，它可能转化为一种持续与"父亲形象"抗争的力量，进而在极端情况下表现为偏执型人格障碍。

在偏执型人格障碍的案例中，"弑父"主题深刻影响着个体的生命轨迹。尽管并非所有人都会直接表达对父亲的敌意，但许多人会通过对抗权力、对抗权威或迫害者的方式，间接地实现这一内心冲突的升华。

斯大林的童年笼罩在父亲酗酒的阴影之下。他的父亲是一位鞋匠，每当酒醉后，便会向妻子和年幼的儿子施以暴力。有一次，斯大林遭到了父亲残忍的殴打，被重重地摔在地板上，导致他连续数日尿血。在这样的环境中成长，斯大林逐渐形成了叛逆、粗暴、冷酷且倔强的性格。自少年时代起，他便对拳击产生了浓厚的兴趣，这份对"打"的热爱贯穿了他的一生。尽管母亲曾期望他能成为一名牧师，但斯大林却毅然决然地放弃了宗教信仰，选择以无神论者的身份踏上了革命的道路。他深受格鲁吉亚作家亚历山大·卡兹别吉（Alexander Kazbegi）的作品《弑父者》（The Patricide）的影响。书中的主人公科巴不仅成为他精神上的共鸣者，更被他用作自己在革命生涯中的化名。

斯大林，作为曾领导苏联的重要人物，其统治风格与纳粹德国的独裁者希特勒有相似之处，两者都显著展现出偏执型人格障碍的特征。希特勒以其极端的保密措施和深重的猜疑之心著称，对任何他认为可能威胁到自己的人，无论关系多么亲近，都毫不留情地进行清洗。如果将希特勒高举反犹太主义旗帜对数百万犹太人实施屠杀的行为，视为一个受偏执型人格障碍驱使的领导者所秉持的妄想信念所导致的极端行动，那么这一行为便在一定程度上得到了心理层面的解释。这同样揭示了奥姆真理教教主麻原彰晃在企图实现其所谓的"哈尔马戈顿"（末日）预言时，于地铁内散布沙林毒气的行为背后所隐藏的深层动机。

在众多杀人案例中，类似这样的妄想信念（或称妄想）往往是引发杀意的关键因素。这些信念一旦在个体心中根深蒂固，便极难被外界力量所撼动或修正，这也是其特点之一。许多令人震惊的意外事件，究其根源，往往是这种极端且顽固的妄想信念所导致的必然结果。

相处之道

亲密的风险

在与具有偏执型人格障碍的人建立关系时，保持适度的界限感至关重要。即便关系看似亲密无间，也应时刻铭记保持一定的心理距离。

过度亲近，尤其是展现出无条件的宽容与接纳，可能会给未来埋下冲突的种子。

这类人往往展现出极高的能量与友善，最开始时，他们乐于伸出援手，让人不自觉地产生依赖感。

然而，随着交往的加深，这种依赖可能逐渐转变为精神上的枷锁。

他们内心深处孤独且多疑，对长期亲近之人可能难以完全信任，反而对初识者展现出更多的宽容。

然而，若是在相处中放松警惕，过于亲近并深入发展个人关系，未来可能会遭遇意想不到的负面后果。

无论是多么微不足道的小事，只要触碰到对方敏感的神经，那原本看似甜蜜的关系可能就瞬间破裂，取而代之的是无休止的猜疑与愤怒，而这将成为生活的常态。

在与这类人交往时，保持适度的情感距离显得尤为重要。因为过于亲密的接触可能会触发他们内心的不信任感，导致他们产生矛盾的反应。也就是说，他们会提出一些不合理的要求，试图证明你并非完全可信。如果你拒绝这些要求，他们可能会视之为背叛，进而引发强烈的愤怒与复仇心理。

虽然你并未刻意追求对方，但在不知不觉中，其他人可能会将这种关系误解为恋人关系，进而对方可能会要求发生亲密关系或结婚。然而，一旦选择拒绝，将极大地刺激他们，从而引发猜疑与屈辱感。

避免直接冲突

对于患有偏执型人格障碍的个体而言，最令他们恐惧的是，在建立起能够深入分享内心世界的亲密关系后，这种关系可能最终会恶化。

若是在经济上有过往来，并接受了他们的帮助或资助，很可能会面临他们要求全额返还的情况。更有甚者，他们可能会无理地要求你交出更多的财物，仿佛要"连根拔起"你的一切。在这种情境下，法律纠纷难以避免。

对他们而言，诉讼等法律程序仿佛成了日常生活的一部分，如同早饭前的例行公事；对你而言，这却可能是沉重的负担，甚至可能影响到你的生活质量乃至健康。在最坏的情况下，你的生命安全都可能受到威胁。

因此，面对这种情况，试图通过轻率的辩解、争论或直接的对抗来解决问题，往往是不明智的。你需要认识到，能够与他们抗衡的力量往往只有国家法律体系。

如果你是普通民众，展现出谦卑与和解的意愿、主动寻求对方的谅解，对你来说是最安全的做法。

偏执型人格障碍者通常对表现出明显恭顺态度的人较为宽容。在冲突升级、愤怒情绪高涨之际，保持冷静与忍耐，有时能使情况出现转机。然而，当这种偏执行为演变为有组织的妄想性集团活动时，情况就截然不同了。在那里，集体心理的力量超越了个人控制，抑制力减弱，行为可能变得极端且危险。

此时，唯有依靠法律的力量来与之对抗。因此，个人应尽快与这类组织划清界限，积极寻求法律的保护。国家和行政当局应当深入了解这类人的特性，维护国民的安全与权益。

避免陷入权力斗争

假设你周围存在着这样的人，目前你可能无法完全避免与他们的交集。当然，若你骤然表现出冷漠的态度，这很可能会加剧紧张氛围，甚至引发对方的猜疑。

更为明智的做法是，以平和而中立的姿态保持距离，尽量不引起不必要的注意。

即使你意识到对方可能犯了错误，也不宜直接劝诫。若真要寻求改变，最佳人选莫过于一个完全中立的第三方，此人需对他有相当深入的了解，否则，劝诫之路将异常艰难。

那么，这是否意味着一切无可挽回？其实未必。

当反对者或抵抗力量逐渐消散时，偏执的情绪往往会出乎意料地减弱。同时，受自身生物节律的影响，人的情绪与状态会起伏不定，时而激昂，时而消沉，如同潮水般波澜起伏。这种情绪状态还可能与季节性的昼夜变化同步，展现出一定的周期性波动。若你细心回顾其过往的行为模式，便能更轻易地理解这一现象。

在这样的时期，与人交往需格外谨慎，务必避免使用任何可能引发负面解读的言辞。保持沉默，静观其变，因为在此期间，情况可能会突然发生转变。

即便你认为对方有错，也不应直接否定或表现出对抗的意愿。这样的行为会触发对方内心的病态机制开关。当这种情况发生时，你不是在与一个人争论，而是与一种无休止、病态的能量陷入了消耗战。对于秉持正直原则的人来说，这样的斗争往往是难以取胜的。

当你以家庭成员或治疗师的身份与这类人互动时，首要原则是避免陷入权力斗争的旋涡。若关系演变成了一场争夺支配权的较量，那么它便不再基于爱与治疗，而是转化为无谓的战斗。因此，我们必须清晰地传达出我们的立场：我们不参与任何形式的竞争或斗争。

偏执型人格障碍的深层根源往往是对理想化父亲的深切渴望，他们心中的父亲形象通常是坚强且无所畏惧的。面对他们的情绪波动，我们应保持冷静与坚定。以毅然决然的态度面对，同时以不失威严的方式相处，是至关重要的。即使需要道歉，也应以正直而真诚的方式表达，避免流露出任何软弱。

逃避或让对方感到失望的行为可能会加剧其不安全感，进而引发更强烈的反应或对立情绪。

克服要点

人心的不可控性

偏执型人格障碍患者的痛苦根源在于他们难以建立对他人的信任。因此，他们倾向于采用力量、权力和威胁等手段来掌控他人。然而，必须认识到的是，人的心灵是无法被外在力量所完全支配的。当你试图更强烈地控制他人时，往往会发现对方的内心与你渐行渐远。

我们应放弃控制他人心灵的念头，而应当致力于培养对他人感受的尊重与理解。当真正珍视并尊重对方的感受时，即便没有刻意去追求，也会自然而然地赢得周围人的尊重与珍视。在这个过程中，避免使用强硬的或逻辑上的压制，而需要具备倾听他人心声、尊重他人情感的勇气。

秩序、爱与权力交织的复杂性

在偏执型人格障碍患者的行为模式中，往往展现出一种独特的双重性：一方面，他们因猜疑心重而试图深入解读他人的行为动机，这种敏锐的洞察力与他们对他人情感的细腻体察及照顾能力紧密相连；另一方面，在相对中立的社交环境中，这种能力得以充分展现。

这类人在谈判和政治博弈上常展现出非凡的才能。他们将人类的情感视为一种策略，而非单纯的情感流露，因此他们能够精准地操控着人际关系的走向，如同在棋盘上布局。这种能力使得他们在法律、管理、政治等领域中脱颖而出，成为不可或缺的角色。

偏执型人格障碍患者既可能表现出反权力的倾向，又深藏着强烈的权力欲望。这两种看似矛盾的情感，实则是同一心理机制的两种表现方式。他们渴望通过"革命"等手段推翻现有秩序，一旦掌握政权，又可能变得比以往的任何政权都更加专制。这种对权力的追求，正如前文所述，往往源于父爱的缺失。爱，对于他们而言，常常是充满不确定且难以触及的存在。为了寻求一种更为坚实可靠的依托，他们往往会对秩序、阶级与法律等领域展现出浓厚的兴趣，并在这些领域中积极寻求自己的位置。此类个体往往展现出鲜明的叛逆倾向，却又能并行不悖地怀抱着强烈的忠诚之心。这种忠诚的根源，深植于对理想中父亲形象的渴望与追寻。当这份忠诚指向正确且值得的目标时，它便化身为一种难能可贵的品质，闪耀着美德的光芒，进而赢得他人的信赖与尊重。因此，从这一层面出发，我们可以认为他们在法律与政治领域展现出了非凡的适应性。然而，与此同时，这种适应性与个人志向背后所蕴含的复杂情感，是值得我们深思熟虑并铭记于心的。

宽恕：超越战斗的至高智慧

偏执型人格障碍患者难以容忍失败。一旦自尊心受损，便绝不退缩。他们不惜一切代价，只为赢得每一场"战斗"，但这样的生活充满了不幸。因为不相信他人，他们的生活是一片孤独的荒原。

他们的一生中，大部分时间都被无尽的诉讼与争吵所占据。甚至有人即便年逾九旬，仍因微不足道的利益纷争而频繁对簿公堂，这样的晚年生活实在难以称为幸福美满。长年的争斗不仅耗尽了他们的精力，更让心灵被仇恨的阴影所笼罩。

诚然，捍卫自身权益是每个人的正当权利，但无休止的战斗可能损害健康和精神，相比之下，选择宽恕，或许才是勇气与智慧的真正体现。

第八章

分裂型人格障碍：脑海中的行者

分裂型人格障碍

一种社交和人际关系缺陷的普遍模式，表现为对亲密关系感到强烈的不舒服，建立亲密关系的能力下降，且有认知或知觉的扭曲和古怪行为，起始不晚于成年早期，存在于各种背景下，表现为下列5项（或更多）症状：

（1）牵连观念（不包括关系妄想）。

（2）影响行为的古怪信念或魔幻思维，以及与亚文化常模不一致（例如迷信、相信千里眼、心灵感应或"第六感"；儿童或青少年，可表现为怪异的幻想或先占观念）。

（3）不寻常的知觉体验，包括躯体错觉。

（4）古怪的思维与言语（例如：含糊的、赘述的、隐喻的、过分渲染的或刻板的）。

（5）猜疑或偏执观念。

（6）不恰当或受限制的情感。

（7）古怪、反常的或特别的行为或外表。

（8）除了直系亲属外，缺少亲密的朋友或知己。

（9）过度的社交焦虑，并不随着熟悉程度而减弱，且与偏执型的恐惧有关，而不是对自己的负性判断。

DSM-Ⅳ-TR《精神障碍诊断与统计手册》第四版修订版［美国精神医学学会（APA）］

第八章　分裂型人格障碍：脑海中的行者

特征与背景解析

灵感四溢的直觉探索者

分裂型人格障碍患者的独特之处，在于其内在世界与思维的紧密共生。这类人常常拥有奇异且独到的思想与直觉，这些思想与直觉深刻地塑造着他们的生活与行为。他们表面看似沉静，实则内心思维涌动，常在脑海中展开对话，甚至自言自语，因回忆或幻想而不经意间流露笑容。对于周遭那些不了解他们的人来说，这些超越常规、不拘一格的想法与直觉或许显得格格不入。然而，一旦深入洞悉，便会发现其背后自有其合理之处。他们不拘泥于常规，对任何偏离传统或独树一帜的事物都抱以开放态度，坚持自我风格，独步前行。

正因如此，他们时常与基于常规构建的环境产生碰撞，被误解为"异类"的情况屡见不鲜。

阿斯伯格综合征（Asperger Syndrome，AS）患者成年后展现的独立自主的人际交往风格，与分裂型人格障碍在某些方面展现出诸多共通之处，两者间的界限有时模糊难辨。然而，一个显著的区别在于，分裂型人格障碍患者对于超越常规的存在及非逻辑思维抱有特殊亲和力，而阿斯伯格综合征患者则表现出客观的、观察性的倾向，使用解析式及实验性的思考方式。这种差异，或许可以理解为观念主义倾向与唯物主义倾向的区别。

尽管如此，分裂型人格障碍患者凭借其不拘泥于常识的思维方式、敏锐的直觉与无限的创意，在学术与研究领域往往能取得非凡成就。

他们的内心世界是生活的舞台，精神层面的探索构成了他们生命的核心，外在世界的纷扰则显得相对次要。这样的特质使他们中的许多人最终成为文学家、宗教领袖、僧侣或哲学家。

此外，分裂型人格障碍在病因上与精神分裂症存在某种联系，两者可能共享某些遗传易感性。然而，由于环境因素及其他抑制发病机制的介入，部分患者得以避免发展成精神分裂症。这一特征使得分裂型人格障碍在人格障碍分类中显得尤为独特，遗传因素在其中扮演了更为关键的角色。据估计，分裂型人格障碍在一般人群中的发病率约为3%。

特立独行的自我之旅

分裂型人格障碍患者散发着一种超凡脱俗、近乎外星人的气息。从积极方面来看，这是他们精神世界独特深邃的体现；但从另一方面说，也可能表现为一种与现实脱节的倾向。这类人沉浸在内心世界的深度思考中，因此不受常规观念的束缚，能以独特的视角审视世界。然而，这种独特性若未能妥善展现，可能会使他们被视为异类，遭遇孤立与排斥。但值得注意的是，他们往往具备某种程度的现实能力，一旦得到合适的支持或引导，便能充分发挥其非凡的创造力和深刻的精神性，展现出耀眼的光芒。

在社群之中，他们往往犹如预言家一般，虽在日常琐事上可能显得力不从心，但在开创未来新纪元、描绘愿景蓝图、指引前行道路方面，却能展现出非凡的能力。在技术革新前沿、科研探索、艺术创作、项目策划、精神治疗、宗教哲学等领域，这类人的身影屡见不鲜。然而，若缺乏适宜的成长环境，他们可能会选择孤独避世，逐渐与现实生活脱节。

对于外在形象与时尚潮流，他们往往态度淡泊，认为衣物只需满足基本遮蔽需求即可。在他们心中，精神世界的丰富与内心的充实远胜于外在的浮华。因此，他们所驾驶的车辆或许并不光鲜亮丽，甚至略显破旧，且鲜少打理，认为将时间与精力耗费于此类装饰之上实属无谓之举。

他们的生活态度鲜明地体现了我行我素的特质，不善于迎合周遭人的期待与标准。团队合作的环境往往让他们感到束缚，而更适合那些能够按照个人节奏与步调进行的工作。独立经营、SOHO 等自由灵活的工作模式，则成为他们发挥才华、实现自我价值的理想舞台。

荣格的神秘倾向

卡尔·古斯塔夫·荣格（C.G. Jung），这位杰出的精神分析学家，其人格深处或许潜藏着某种与分裂型人格障碍相近的特质。自幼年起，荣格便对神秘学及通灵现象抱有浓厚兴趣，他的学位论文是关于附身现象的研究。他的表妹是一位拥有如女祭司般非凡才能的女性，更是成为他早期研究与实践的宝贵对象与灵感源泉。荣格的个人经历中曾有一段时期受到幻听的困扰，促使他在心理学领域提出了集体无意识与共时性概念，不仅超越了个体心理学的范畴，更透露出一种超越论的哲学色彩，这与精神分裂症患者的内心世界在某种程度上存在共鸣。

我认为，荣格之所以能在全球学术界取得卓越成就，并对后世产生深远的影响，关键在于他始终坚守科学阵地，同时确保了其理论的普遍适用性。通常，患有分裂型人格障碍的个体往往容易陷入主观臆断、失去客观判断，他们可能因此被视为荒诞不经的人或异类。

在荣格的自传中，他自述拥有极为敏锐的直觉。当他初次邂逅那位后来成为他妻子的女性时，他便凭借这份直觉坚信两人将携手共度一生。这种直觉的敏锐性，有时与分裂型人格障碍的某些特征相类似。荣格学术生涯中的一个核心概念是"共时性"。

他认为，当某些事件以非因果的方式偶然同时发生时，它们之间可能蕴含着某种特殊的含义。

然而，这种思维方式与精神分裂症或分裂型人格障碍患者所经历的、对事物间关系进行过度解读的症状，确实存在某种相似性。

比如，当一个人在将手放在厕所门把手上时，恰好旁边车辆的喇叭响起，他们可能会错误地认为这两者之间有着某种特殊的联系或含义。

当然，共时性的概念并非仅仅基于这种简单的关系联想，但感受到这种联系的机制可能在不同个体间存在共通之处。我想，正是因为荣格可能具有某种分裂型人格特质或高度的直观力，他才提出了这样的概念。

此外，如前所述，荣格在其个人生活中经历过幻听的困扰，这一经历虽常被外界误解为分裂型人格障碍的症状，但对他而言，这并非一种负担或障碍，反而是激发他创造力的宝贵源泉。他将这些幻听视为与无意识沟通的桥梁，称之为"夜间航行"。在意识与潜意识的交界处，他勇敢地探索，从而获得了独特的见解和新颖的视角。

尽管分裂型人格障碍倾向与高度的社会性在常人看来似乎难以并存，但荣格成功地将这两者融为一体。这种罕见的结合，使他成为心理学史上一位伟大人物。

相处之道

尊重个体的独特步伐

对于分裂型人格障碍患者而言,他们可能在处理日常琐事和人际交往上显得不那么得心应手。他们更倾向于沉浸在抽象的思考和虚幻的想象之中,对这类内容的兴趣往往超越了对现实世界的关注。这种倾向容易让人联想起那些仰望星空、深陷哲学沉思的古希腊哲学家,他们或许会因过于专注于远方的星辰而暂时忽略了脚下的道路。

然而,无论我们多么耐心地劝导他们重视并妥善处理日常事务,往往也难以立即见到显著改善。过于在意他们尚未做到的地方,可能会忽视他们的潜力与优势。更为有效的策略是,忽略那些暂时难以克服的困难,转而鼓励他们专注于自己擅长且热爱的领域,这样往往能激发他们更大的创造力和成就感。

分裂型人格障碍患者通常拥有丰富的灵感,是名副其实的创意源泉。尽管他们可能对例行公事感到厌倦,但他们在提升这些工作效率方面却展现出非凡的能力。他们倾向于以新颖的视角和独特的构思来审视问题,这有时会让周围的人感到难以跟上他们的思维节奏。然而,只要我们愿意静下心来仔细聆听,就会发现他们的想法中蕴含着极大的价值和创新性。

固执己见的人往往容易将这类人视为异类,不愿认真倾听他们的意见。然而，若能充分利用这类人的独特想法，可能会实现跨越式的发展。

我们应当摒弃嘲笑与偏见，以开放的心态去倾听他们的每一个想法和信念。分裂型人格障碍患者，在获得适当的认可与尊重时，往往能展现出非凡的才能。但他们同时也拥有敏感细腻的一面，若忽视他们的节奏，施加过大压力或过度催促，不仅无法达到预期效果，反而可能引发负面反应，如被害妄想等。相比之下，给予他们积极的评价会带来积极的结果。

这类人本质上倾向于独立行事，难以完全与他人的步伐保持一致。另外，他们的关注点可能较为狭窄，适应能力也相对有限。但一旦他们找到适合自己的领域，便能展现出惊人的创造性潜力。从进化论的角度来看，这种独特的思维方式和创造力也是分裂型人格基因得以延续的重要原因之一。

积极接纳并为每个人匹配适合其专长的工作岗位，能够极大地促进能力的发挥与发展。然而，若未能给予足够的重视和努力，个体可能会出现适应困难，甚至可能因此变得激进、难以相处。这一过程的关键在于采用恰当的沟通方法和合理的工作安排。

协调者角色至关重要

正如先前所述，分裂型人格障碍患者往往在处理现实与日常事务上遇到挑战。为了将这类患者的独特创意与构想转化为现实并有效利用，一个中立的协调者角色尤为关键。

如果你的亲属或伴侣正面临分裂型人格障碍的困扰，你有机会成为他们在这一过程中的顾问。

当双方的想象力与行动力能够相互补充、和谐共存，便能激发巨大的发展潜力。

作为协调者，你需要从客观的角度出发，仔细审视并评估这些想法的可行性，从而增加其成功的概率。相反，如果任由双方沉溺于不切实际的幻想之中，最终可能只会停留在空谈阶段，无法实现任何实质性的进展。

克服要点

不忽视身边的事务

分裂型人格障碍患者往往难以自如应对日常琐事与实际问题。然而，若不能有效处理周遭事务，即便脑海中涌现出新颖独特的想法与创意,也难以将其转化为现实,最终只能停留于空想阶段,无法实现其价值。

此类人士能否迈向成功,很大程度上取决于他们是否具备足够的现实应对能力。

积极投身于日常琐事与实际问题之中,不仅能够促使我们脚踏实地地思考,还能避免思维仅停留在空想的层面。因此,培养一种能够深刻体验生活的爱好,而非仅仅沉溺于抽象概念的探索,显得尤为重要。园艺、烹饪、养宠物或是其他需要心理投入的活动都是极佳的选择,它们有助于实现心灵的平衡。

以赫尔曼·黑塞(Hermann Hesse)为例,这位《在轮下》(*Unterm Rad*)的作者,对东方哲学与佛教思想怀有浓厚兴趣,是一位专注于人类精神成长的作家。自幼年起,他便对昆虫采集抱有极大热情,这一对自然的兴趣在其后半生逐渐发展为对园艺的热爱,他从中获得了极大的满足与乐趣。对于像他这样深入探索精神世界的人来说,保持与现实世界的联系、避免过度脱离,是维护内心平衡、激发新思想的重要途径。

从增强现实感的角度来看,拥有职业性的实践活动同样至关重要。通过亲身体验,那些原本可能仅存在于想象中的想法与创意得以在现实中磨砺,进而转化为真正有价值的成果。

此外,拥有家庭并积极参与育儿与家务,也是帮助这类人纠正脱离现实倾向的有效途径。将日常琐事视为不可或缺的一部分，以积极的心态融入其中，可能在未来带来意想不到的丰硕成果。

关注他人的情绪

这类人，通常擅长按照自己的节奏独自完成任务，但在团队协作方面可能稍显不足。他们可能在不经意间忽视了周围人的情感并缺少与他们的沟通，从而逐渐感到被边缘化，甚至被贴上"怪人"的标签。遗憾的是，这样的结果往往导致他们宝贵的独特见解和创新思维被轻易忽视或未能得到应有的重视。为了扭转这一局面，他们应当在日常生活中更加留意周围人的感受，积极投入沟通，这一点至关重要。

而且，通过这样的关注和交流，他们还能在互动中收获许多意想不到的乐趣和深刻发现。

反之，若长期处于孤立状态，这类人容易陷入不必要的迫害妄想和受害心理，内心充满消极念头，这不仅会加剧他们的孤立感，还可能进一步引发后续章节所探讨的精神失衡问题。因此，为了避免过度自我封闭，主动寻求并维持与他人的良好沟通，是预防出现此类负面心理状态的有效途径。

第八章 分裂型人格障碍：脑海中的行者

战胜发病的困境

分裂型人格障碍患者在人生的旅途中，可能会遭遇一至两次重大挑战，这些挑战可能导致分裂型人格障碍发作。在这段时期，他们可能会异常艰难，如同荣格所描述的"夜间航行"，仿佛置身于无尽的隧道之中，有时甚至绵延数年乃至十年之久。

然而，如果能够坚韧地穿越这段危机四伏的旅程，人生的画卷会骤然展开新的篇章。新的才能和潜力如花朵般绽放，生命的喜悦重新回归心田。

以《少爷》《心》等作品闻名遐迩的文豪夏目漱石，其生平亦不乏与精神分裂症相关的曲折经历，这在文学界是广为人知的事实。他在日记与小说中细腻地记录了自己的心路历程，包括追踪妄想、被害妄想、幻听等复杂症状。据其妻夏目镜子所著《关于漱石的记忆》所述，这些症状在他英国留学期间就已初露端倪，归国后更是显著加剧，故而漱石只得接受了当时顶尖精神科医生吴秀三的诊疗。事实上，这些症状的根源可追溯至漱石的单身时期，并伴随其一生。

此外，漱石坚持在大学授课，同时持续创作，为日本文学史树立了一座难以逾越的丰碑。正因如此，如土居健郎等学者所论，漱石的情况更符合分裂型人格障碍的当代诊断标准，而非传统意义上的精神分裂症。

通过文学创作这一积极行动，漱石试图克服内心的困苦与障碍。这一模式在众多艺术家中屡见不鲜。特别是在留学归国后，他创作了英文诗《沉默》，抒发了对往昔宁静岁月的深切怀念。据江藤淳先生在《漱石与他的时代》中的分析，正是这些围绕幻听而产生的内心挣扎，激发了漱石创作力的飞跃式爆发。

回国后的第二年，即1905年1月，夏目漱石的杰作《我是猫》在《杜鹃》杂志上首次亮相。这部作品以一只猫的独特视角，用讽刺而超然的目光审视并评论其有些异于常人的主人及周围朋友的生活，这种独特的叙事手法在帮助漱石摆脱分裂型人格障碍及其伴随的关系妄想，恢复内心平衡方面，或许发挥了不可小觑的作用。创作与自我表达成为漱石战胜发病危机的强大助力。

当然，除了创作之外，还有其他策略可用于应对精神危机。其中，一种看似出乎意料的方法便是"闭门不出"。尽管完全与世隔绝可能带来新的问题，但适度地降低社交频率，为自己创造一个相对宁静的空间，确实能在一定程度上减轻外界压力，使危机时期变得相对容易承受。

另一种策略是"蜕变"或"转换生活方式"，在面对巨大压力和沉重负担、亟需渡过精神危机时，这种方法尤为有效。为了避免情绪崩溃，个体需要将一切暂时归零。这种状态就像是大脑系统中的"故障"不断累积，即将达到无法正常运转的临界点，只有通过重启系统、开启新的生活模式，才能清除障碍让心灵重新焕发活力。

长期沉浸于同一环境中，人际关系固然会日益深厚，但对于具有分裂型性格特质的个体而言，这种环境却可能成为滋生不擅长应对情境的温床。对于那些患有强迫型人格障碍的人来说，环境的变化往往会引起他们的高度敏感，甚至可能诱发抑郁情绪。然而，对于患有分裂型人格障碍的人来说，环境的变化却可能成为一剂良药。正如漱石所展现的，一片全新的天地对于分裂型人格障碍患者而言，是一片没有陈规束缚、易于耕耘的沃土。

第九章 分裂样人格障碍：孤独的守望者

> **分裂样人格障碍**
>
> 一种脱离社交关系、在人际交往时情感表达受限的普遍模式,起始不晚于成年早期,存在于各种背景下,表现为下列4项(或更多)症状:
>
> (1)既不渴望也不享受亲近的人际关系,包括成为家庭的一部分。
>
> (2)几乎总是选择独自活动。
>
> (3)对与他人发生性行为缺乏兴趣或不感兴趣。
>
> (4)很少或几乎没有活动能够令其感到有乐趣。
>
> (5)除了直系亲属外,缺少亲密的朋友或知己。
>
> (6)对他人的赞扬或批评都显得无所谓。
>
> (7)表现为情绪冷漠、疏离或情感平淡。

DSM-IV-TR《精神障碍诊断与统计手册》第四版修订版 [美国精神医学学会(APA)]

特征与背景解析

孤独与淡泊的人生

分裂样人格障碍的一个显著特征是缺乏主动寻求人际交往的动机。对于这类个体而言,孤独是他们内心最为舒适的港湾。尽管回避型人格障碍和自恋型人格障碍同样表现出社交退缩的倾向，但这两者的退缩往往源于对潜在伤害的恐惧，而分裂样人格障碍患者则从根本上更倾向于独处，视人际交往为非必需。

在他们看来，即便是与异性的关系也显得不那么重要。此类人群自然而然地倾向于单身主义的生活方式，对他们而言，维护个人世界的完整与宁静远胜于追求伴侣关系。

具有分裂样人格障碍特质的人倾向于选择一种宁静而朴素的生活方式。他们通常不追求奢华或张扬，生活节俭，即便经济条件允许，也鲜少将金钱花费在美食、华服或宽敞的居所等物质享受上。与分裂型人格障碍患者相似，他们对自己的外表并不十分在意，但在精神层面，他们的感性与兴趣却展现出一种出人意料的深邃与品位。

具有分裂样人格特质的人，往往展现出与贪婪和物质追求截然不同的生活态度。他们中许多人选择生活在相对清贫的环境中，这种选择似乎与他们的内心世界相得益彰。相较于外在的物质享受，他们更加珍视精神层面的追求和内在价值的挖掘。这类人往往散发出一种超脱世俗、不慕名利的独特气质。有些人可能选择像修道士那样，致力于内心的修行与探索，或成为流浪者，彻底摒弃社会常规与物质束缚。

缺乏欲望的现象，不仅体现在物质追求的方面，更渗透至身体与心灵的每一个角落。这类个体往往倾向于禁欲主义，鲜少主动追寻生活的乐趣。他们不热衷于世俗的名利场，更渴望远离充斥着功利与竞争的丑陋世界。许多人怀抱着一个梦想——逃离尘世的纷扰与都市的喧嚣，向往在自然中自给自足、宁静致远的生活方式。事实上，已有部分人勇敢地迈出步伐，以不同形式实践着这一理想。

此外，欲望的缺失还体现在性欲方面。许多人对于肉体的亲密接触感到不适甚至产生罪恶感，他们更倾向于追求一种超脱于物质之外的柏拉图式精神联结，而非传统意义上的亲密关系。

欲望的匮乏深刻影响了情绪的表达，使得喜怒哀乐等情感显得较为淡漠与稀薄，这构成了分裂样人格障碍的又一显著特征。

这一特征往往导致外界产生误解，认为他们缺乏情绪深度或生活态度平淡无奇。然而，实际情况是，他们的情感世界异常细腻，能够敏锐地捕捉到哪怕是最细微的情绪波动。过于强烈的情感冲击往往让他们感到不适，甚至是一种负担。

十年如一日

恒常性在分裂样人格障碍的特质中尤为显著，这种特质赋予了他们如修道士般的坚韧与毅力，无论面对何事都能以不变的热情默默坚持。实际上，这种性格特质使他们天生适合僧侣般的清修生活，若非如此，恐怕难以承受那份严苛的自我要求。他们的情绪少有波澜，十年如一日，能够长时间维持一种稳定而规律的生活方式。尽管他们的能量水平或许并不显得特别高涨，但凭借着这种稳步前行的态度，他们往往能够赢得他人的信赖，在不知不觉中通过不懈的努力完成重大的任务。更为独特的是，他们能够超脱于时代的喧嚣之外，构建出一个与众不同的精神世界。

在人际交往中，他们更像是温驯的羊，以和平主义者的姿态示人，从不轻易指责或诋毁他人，展现出温和的气质。然而，当被逼至绝境时，他们也可能爆发出意想不到的反击，只是由于难以精准把握分寸，这种反击有时可能会显得过于激烈。

丰富的内心世界

他们擅长在无需过多人际交往的职业领域中施展才华，由于将宝贵的时间和精力聚焦于自我提升与工作任务上，他们在知识和信息积累上表现出色。这种特质使得他们在计算机领域较为活跃。反过来说，这一领域也极为适合他们的个性与才能。

此外，这类人偏好在大自然的怀抱中悠然自得，或是独自踏上旅程。他们虽不善言辞，却极富思考力，往往拥有深刻的宗教灵性感悟和艺术敏感性。一旦与他们建立起亲密关系，便会发现他们内心的宝藏远比你想象的丰富。对于感兴趣的话题，他们也能与人谈笑风生，相得甚欢。

尽管他们平日里可能沉默寡言，不主动发表意见，但这并不意味着他们没有主见。相反，他们对自己的信念和追求异常执着,甚至可以说有些洁癖般的坚持和顽固。由于他们本质上更倾向于独处,因此在团队合作中可能会遇到一些挑战,难以完全融入。

相处之道

守护孤独圣域

分裂样人格障碍患者倾向于在内心与外界之间构建一道坚实的屏障,以此作为自我保护的机制。然而,这样的自我保护措施也表明他们的内心世界异常敏感脆弱。因此,当外界有人无意识地靠近或展现出过度的亲近时,他们往往会感受到强烈的被侵犯感。对他们而言,那份孤独与自我空间极其珍贵,是不容侵犯的圣地。

在与这类人交往时,首要之务是避免踏入他们的私人领域。一般来说,即使是简单的亲密接近都可能被视为威胁,引发他们的不安。保持适度的距离,控制情感表达,以平和而不过度热情的态度相处,是构建安全、信任关系的第一步。

对这类人而言,探讨私人话题具有潜在的侵入性。与偏执型人格不同,他们在面对私人问题时倾向于直率回应,因为他们不擅长也不倾向于撒谎或欺骗。这种诚实固然可贵,但过度深入或敏感的话题可能触及他们内心的脆弱点,进而在未来引发难以预料的情绪反应。为了维护他们珍贵的个人空间，我们应当耐心地、逐步地建立关系。

追求真正的亲密就会失望

对于某些具有分裂样人格特质的人来说，随着亲密关系的加深，他们可能会感受到一种边界被侵犯的不适感。与爱情的自然进展相悖，他们的情感反应可能趋向冷却。若伴侣是享受淡如水般关系的人，双方或许能和谐共处；但若伴侣渴望深度联结与依赖，往往会使他们感到压抑与困扰。

步入婚姻殿堂之际，关系突然破裂的情况也非罕见。即便历经数年交往，关系似乎总是难以加深，这对于追求深度亲密关系的人来说，无疑会引发焦虑与失望。

丹麦哲学家索伦·克尔凯郭尔（Soren Kierkegaard）是现代存在主义哲学的先驱，其思想深邃而广泛。在年轻时，他与恋人雷吉娜·奥尔森（Regine Olsen）解除了婚约，这一决定让雷吉娜深感震惊。值得注意的是，克尔凯郭尔此举并非出于对她的厌恶，相反，他对雷吉娜怀有深厚的情感。事实上，在解除婚约后，克尔凯郭尔终身未婚，心中依然保留着对雷吉娜的爱意。

然而，克尔凯郭尔所深爱的，并非雷吉娜作为凡尘女子的具体形象，而是她在他心中所代表的某种永恒的理想。尽管克尔凯郭尔的哲学推理严密而深刻，但若从临床心理学或精神分析的角度审视，我们不难发现，他的内心世界难以容纳雷吉娜作为真实、有血有肉的个体的全面介入。

对于雷吉娜而言，这无疑是一个复杂而令人困惑的情况。她或许会逐渐意识到，克尔凯郭尔所爱的，更多是他自己心中对雷吉娜的理想化构想，而非真实的她本人。分裂样人格障碍患者往往有一个高度自我封闭且能自圆其说的世界观，这种倾向在某种程度上体现了一种深刻的自恋倾向。

在文学的浩瀚星空中，这种理想化的恋爱模式屡见不鲜。福永武彦的杰作《草之花》便以一封遗书为载体，深刻描绘了一位年轻人追求柏拉图式的崇高爱情，却因无法跨越肉体的界限去爱现实中的恋人，最终选择以极端方式结束生命的悲剧故事。

将目光转向当代文学作品，村上春树的《挪威的森林》似乎也承袭了这一情感脉络。在主人公与直子的恋爱故事中，那份始终未能缩短的距离感成为贯穿始终的旋律。爱与不爱的界限模糊而暧昧，共同编织出一个与世俗情感截然不同的清澈世界。这种情感的虚幻与透明，正是分裂型人格障碍患者情感体验的一大特征，其中蕴含的"越近越远，越远越近"的不平衡结构更是令人唏嘘不已。

在直子尚在身边时，那份深藏的恋爱情感或许并未被清晰地感知；然而，当她的自杀以一种残酷的方式将两人永远分隔后，那份情感却在无尽的距离中骤然凸显。这与克尔凯郭尔放弃婚约，却在余生中持续深爱雷吉娜的情境相似，二者均体现了对虚像的追求，而非对实像的把握。在保持一定距离的状态下，他们反而更能真切地感受到自己的情感，这种表象上的淡漠实则是对细腻且易碎的内心世界的一种深切守护。

对于拥有这类特质的人而言，要想让情侣关系顺利发展，关键在于双方需要有相似的兴趣与话题，同时保持一种既非过度亲密也非完全疏离的平衡状态。在这样的关系中，与其说认为彼此之间是传统意义上的男女关系，他们可能更倾向于将彼此视为志同道合的朋友或合作伙伴，相互尊重，避免不必要的边界侵犯，从而共同营造一个和谐而稳定的情感空间。

克服要点

深入探索自我世界

对于分裂样人格障碍患者而言，与其在社交场合中勉强自己，试图拓宽人际网络，不如将精力集中于深化与少数志同道合的伙伴的关系上。若以世俗眼光下的成功为追逐目标，他们往往会因内心的不适应而难以维系长久且快乐的生活状态。关键在于要深刻认识自我特质，选择与之契合的生活方式与职业道路，这是通往个人满足与成功的必由之路。

分裂样人格障碍患者适合需要在大自然环境中有独处时光的

职业，例如自然科学研究人员和研究助手、农业工作者与放牧者、林业专家、动物饲养员、野外工程技术人员、公园管理局与林务局的职员、测量工程师、偏远地区医疗诊所的医务人员、园艺师，以及山间小屋的管理员等。

此外，对于偏好深入探索精神世界的人来说，职业选择可以涵盖僧侣、学者、艺术家等。

在享受独立工作环境的领域，程序员、设计师、安保人员、长途卡车司机，以及邮递员等职业也是不错的选择。

分裂样人格障碍患者无须刻意否认或改变自己的本性，相反，应学会善用这一特质。那些能够找到与自己天性相契合、发挥个人优势的职业的人，往往能够收获幸福而充实的人生。

简·古道尔（Jane Goodall），这位在非洲丛林中倾注了半生心血的世界级灵长类学者，无疑是充分发挥分裂样人格障碍特质、展现其个性魅力的典范。在她的自传《希望的理由：古道尔的精神之旅》（*A Spiritual Journey*）中，简深情地回忆道，自幼年起，她便偏爱独处，若非拥有热爱并接纳孤独的能力，即便对动物行为学抱有再深厚的学术热情，也难以在坦桑尼亚广袤的森林中坚持数十载的观察与研究生活。

自幼，简便对野生动物充满了无限的向往，同时对那种远离尘嚣、与自然共生的生活方式抱有深深的渴望。这份情怀，或许与她青少年时期对耶稣基督的敬仰、渴望成为殉教者的崇高理想，以及对哲学的深邃思考密不可分。她曾言，正是这些心灵的触动引领她最终邂逅了成为她生活与事业舞台的贡贝森林。"我完全为这片森林中的生灵所迷醉，它为我提供了一个超脱世俗、专注内省的完美环境。在这片土地上，我得以深刻思考存在的意义与自我的价值。（中略）我越亲近那些动物、植物以及山川，我就越能触及自己内心的本质，感受到周围弥漫的灵性与力量。"

简深深沉浸在与植物及自然界的亲密互动之中，每一次呼吸都仿佛在与森林的灵气共鸣。那时，她二十六岁，正值青春年华。简在非洲森林中所追求的是一种近乎宗教般的体验，是对灵魂的深度触碰与洗礼。

她仿佛被赋予了一种超乎寻常的灵性感知力。若非如此，即便拥有再炽热的研究热情，恐怕也难以消除野生黑猩猩那强烈的警戒心，捕捉到它们行为举止间细腻而微妙的差异。

第十章 回避型人格障碍：害怕受伤的深渊

> **回避型人格障碍**
>
> 　　一种社交抑制、能力不足感和对负性评价极其敏感的普遍模式，起始不晚于成年早期，存在于各种背景下，表现为下列4项（或更多）症状：
>
> 　　（1）因为害怕批评、否定或排斥而回避涉及人际接触较多的职业活动。
>
> 　　（2）不愿与人打交道，除非确定能被喜欢。
>
> 　　（3）因为害羞或怕被嘲弄而在亲密关系中表现拘谨。
>
> 　　（4）有在社交场合被批评或被拒绝的先占观念。
>
> 　　（5）因为能力不足感而在建立新的人际关系时感到受抑制。
>
> 　　（6）认为自己在社交方面笨拙，缺乏个人吸引力或低人一等。
>
> 　　（7）因为可能令人困窘，非常不情愿冒个人风险或参加任何新的活动。

　　DSM-IV-TR《精神障碍诊断与统计手册》第四版修订版［美国精神医学学会（APA）］

特征与背景解析

偏见构筑的牢笼

　　回避型人格障碍者的显著特征在于他们对失败与受伤的极端

恐惧。

他们常因缺乏自信而犹豫不决，宁愿接受失败的结果，也不敢迈出尝试的第一步。这种障碍的根源在于对失败的深切恐惧以及对尝试本身的回避。他们内心深处往往抱持着一种自我否定的观念，认为自己无论如何都无法成功，且一旦失败便无法挽回，这种对伤害的恐惧感异常强烈。

在社交与生活中，回避型人格障碍患者往往更容易感受到痛苦而非快乐。相较于探索新事物、追求新乐趣，他们更害怕失败与潜在的风险，因此宁愿选择保守、不作为，这种心态几乎成为他们的一种坚定"信仰"。

实际上，这类人往往被一种偏见的人生观所主导，他们远离挑战，选择蜷缩在安全的角落。

在自我认知上，他们充满了消极情绪，常常在行动之前就预设了失败的结局，如"我肯定不行""我终究会被嫌弃"等念头频现。他们的口头禅中，常夹杂着"没办法"、"没用的"以及"反正"、"果然"等词语，这些消极想法如同枷锁，束缚着他们的行动与潜能。

在普通人群中，回避型人格障碍的发病率约为 0.5%～1%，在精神科门诊的患者群体中，其占比达到 10%～25%，许多患者因伴随的忧郁症或焦虑症而寻求医疗帮助。

刺猬的防御机制

回避型的人，由于缺乏自信心，常常在生活的各个领域展现出消极的态度。他们对人际关系中的潜在伤害尤为敏感，深信与其承受被伤害的痛苦，不如选择独自面对。因此，他们倾向于保持距离，避免主动结交朋友。如果有人主动靠近，他们可能会礼貌回应，但当对方离开时，他们不会主动挽留。他们害怕在一段关系中投入情感后受到更深层次的伤害，即便关系得以建立，也常因内心的恐惧而显得脆弱而疏远，难以进一步发展。

回避型人格障碍的核心特征在于，这类人内心深处渴望与人建立真挚的联系，却因长期累积的自卑感，深信自己不会得到他人的爱与接纳，进而对拒绝与否定产生强烈的恐惧，从而主动回避深入的人际交往。

由于长期形成的自我保护机制，回避型人格障碍患者有时会不自觉地拒绝那些出于善意的接近，这种行为往往无意间伤害了对方。对他们而言，对自我伤害的恐惧远远超过了对他人好意的感知，导致他们难以察觉并珍惜他人的善意。有时，他们内心深处强烈的"自己不受欢迎"的信念，也让他们难以相信他人的真诚与善意。

即便在外貌或能力上出众，回避型人格障碍患者也常常给人一种低调、不引人注目的印象。他们似乎有意无意地压抑着自己的光芒，避免成为众人瞩目的焦点。这种心态源于他们内心深处的自我怀疑，认为自己不值得被所有人关注，担心自己的表现会让他人失望。因此，他们的言行常显得谨慎而缺乏自信，有时甚至会故意做出一些让人反感的行为，以避免进一步的社交接触。

回避型人格障碍患者倾向于选择封闭的生活方式，这往往与他们在职场、学校等环境中遭受的负面经历有关，如羞辱、贬低或失败等。或者，当被置于公众视野或被迫承担重要责任时，他们也可能因为害怕失败或受到更多关注而选择回避。

长时间的社交退缩不仅限于回避型人格障碍患者，也可能在自恋型、分裂样等其他人格障碍患者中见到。然而，在分裂样和回避型人格障碍患者中，这种倾向尤为显著。他们内心渴望建立人际关系，但由于对伤害的过度恐惧而无法自如地融入学校和社会生活。

未曾获得赞誉的孩子

回避型人格障碍患者往往生活在自恋型人格障碍患者的光环下，过着如同相片的"负片"一样的生活。在他们的成长轨迹中，往往伴随着一个光彩夺目、渴求赞美、总是处于聚光灯下的自恋型家庭成员（兄弟姐妹或父母），而自己则如同那不起眼的影子，默默成长。

他们不自觉地将自己与那些成功耀眼的家人进行比较，内心深处种下了自卑的种子。

这主要受父母对孩子们的态度和评价所影响。出于某些原因，父母往往倾向于对他们采取否定的态度，导致"几乎从未获得过表扬"的孩子比比皆是。这些有意识或无意识的低估与忽视，如同重石般累积在他们的心头。与此形成鲜明对比的是，那些自恋型家庭成员自小便在赞美声中成长起来。若两者均未能得到适当的引导，双方均可能面临严峻的不良后果。

有一位二十多岁的青年，已经度过了大约八年的宅居生活，他的作息日夜颠倒，常常过了中午才起床。尽管父亲经营着一家小公司，母亲也从事着专业工作，确保他衣食无忧，但他对现状并不满足。

每当他试图迈出改变的步伐时，不安的情绪便如潮水般涌来，让他难以行动。他只有一个朋友，好不容易鼓起勇气接受了邀请，却在前夜因突如其来的焦虑而选择了拒绝。即便是简单的房间布置更换，他也因担心新配置可能不顺利而迟迟不敢动手。

在我开始为他提供咨询后的一天，他带着一丝少有的兴奋向我分享了一个小故事。他提到自己曾鼓起勇气去电器店选购新电脑，却因害怕选错商品而最终空手而归。这种想要行动却又无法跨越的心理障碍，显然源于他对失败的极度恐惧。

在深入交谈中，他回忆起过往。他透露，母亲是个完美主义者，对自己和儿子都抱有极高的期望，认为将事情做到最好是理所当然的，因此很少给予他正面的表扬。他逐渐意识到，自己对失败的恐惧与母亲长期以来的高标准严要求密切相关。

我向他强调，失败是成长的必经之路，鼓励他从错误中汲取教训并勇敢尝试。不久后，他带着用新电脑创作的图形作品再次来到我面前，告诉我他正在自学成为 CG 设计师。

当他的母亲来访时，我们谈到了他们的相处方式。母亲坦言，她很少表扬儿子，因为她认为尽职尽责是每个人的本分。她是个严于律己、重责任轻享乐的人，目前也正在接受抑郁症的治疗。

随着时间的推移，这位年轻人逐渐变得开朗起来，不仅开始积极帮助父亲工作，还对自己的生活和未来充满了更多期待。

另一种复杂的情况是，当回避型人格障碍逐渐加剧，边缘型人格障碍的特征也越发显现。在所有类型的人格障碍中，若处理不当，个体都有可能进一步滑向边缘型人格障碍。

这位年仅十九岁的女孩，身形娇小，面容稚嫩，比实际年龄看起来要小，但那份稚气并非天真烂漫，而是被一层挥之不去的阴郁所笼罩。那是一个长期未得到足够关爱的孩子所特有的忧郁。她踏上治疗之路的契机是药物滥用与日益加剧的焦虑症状。她曾数次尝试结束自己的生命，其中一次更是用菜刀割伤了手腕动脉。

自小学四年级起,她便处于蛰居状态,闭门不出。极度的自我否定与日复一日的焦虑如影随形,她只能依赖药物来暂时掩盖内心的煎熬。对她而言,生活似乎只是无休止的不安与痛苦的循环,快乐与满足成了遥不可及的奢望。唯有在短暂的逃避中,她方能感受到一丝解脱与释放。

她拥有一个比她年长一岁的姐姐和一个年幼三岁的弟弟,但姐妹俩的性格截然相反。姐姐性格开朗、活泼,而她则显得内向而沉默。父母将所有的疼爱和赞美都给予了那个身体健康且学业优秀的姐姐;而她却常常遭受着来自父母讽刺的目光,从未得到过一句正面的鼓励或表扬。

在小学四年级时,她遭遇了同学的欺凌,不愿再去学校。然而,她的父母却对她施加压力,坚持认为上学是她的责任,甚至将她的遭遇归咎于她内向的性格,完全忽视了她的痛苦与挣扎。

这个女孩内心深处始终渴望着父母的关爱与陪伴。她说,如果能有机会,她多么希望母亲能温柔地抱着她入睡。但她深知这不过是奢望,因为父母曾直言不讳地表示,他们甚至不愿多看她一眼。

父母的爱如同温暖的阳光,那些沐浴在这样的光辉下成长的孩子,内心会充满安全感与自信,能够坚韧不拔地抵御外界的风雨,茁壮成长。然而,对于那些不那么幸运的孩子,他们只能在缺乏安全感与自信的环境中成长,艰难地支撑起自己的世界。

第十章　回避型人格障碍：害怕受伤的深渊

创伤经历引发的回避行为

在探讨回避行为模式的形成过程时，其核心驱动力往往源自深刻的创伤经历。对于那些受回避型人格障碍困扰的人来说，他们的生命中或许充斥着无法逃避的困境，如持续的校园霸凌或高压的应试备考环境，这些经历无一不饱含深刻的痛苦与无助。当个体遭遇不愉快的经历时，无论是出于有意识还是无意识的自我保护机制，他们都会倾向于避免再次置身于类似的情境之中。不愉快的经历有时如同短暂的风暴，虽然回忆起来仍让人心生厌恶，却未达到难以承受的地步。然而，有些相当令人厌恶的经历却如同顽疾，不时地在记忆中反复重现，更为持久。事实上，这类反复出现的厌恶记忆往往更为多见，它们与那些一次性的不快记忆相互交织，共同构成了复杂的生命体验。在这些不得不忍受的厌烦之中，坚持不懈地努力前行，往往会在最不经意的时刻迎来决定性的转机。

在回避型人格障碍的案例中，最为常见的创伤根源可追溯至在校期间的校园霸凌经历以及人际关系中的伤害。这些伤害不仅来源于同学或朋友的孤立与欺压，还往往伴随着成年人（如教师）不当的应对方式所带来的二次伤害。当个体意识到自身的人际关系问题可能暴露于成年人的视线之下时，其所承受的痛苦往往被进一步放大。而如果此时缺乏有效的干预或处理不当，可能加剧问题的恶化。更糟糕的是，有时成年人自身也可能出于缺乏经验、性格缺陷等原因，成为霸凌行为的制造者或精神上的虐待者。

这些负面的经历逐渐累积，深深烙印在个体的内心深处。即便他们内心深处渴望着与他人建立联系，但长久以来形成的不信任与不安感仍使他们在人际交往中举步维艰。

被迫努力与回避型人格障碍患者的激增

除了校园霸凌现象以外，还有另一种普遍现象：孩子们从小就被迫按照父母的期望行事，这种无休止的"强制劳动"体验，往往成为他们心灵上的创伤。

在这样的环境下，孩子们对于被强加的任务产生了强烈的抵触情绪，甚至形成了一种"再也不想经历这种事"的心理防线。这种长期的心理负担，作为被迫努力的副作用常常伴随着一种深深的无力感。

"学生情感淡漠"（Student Apathy）现象正是这一问题的体现之一。它常见于经历过长期应试教育的学生，表现为一种无精打采、情感麻木的状态，甚至伴随着空虚感。这种感受与长期压抑后获得自由却感到生活空虚的"持续性抑郁"或"家里蹲"现象有着相似的心理根源，都是长期心理创伤的结果，只是表现形式和程度有所不同。

"学生情感淡漠"现象中的个体，很多都拥有杰出的父亲。然而，对于孩子而言，这种过分的优秀可能成为一种负担。特别是在儿子心中，这样的父亲如同一座难以企及的高山，无论他们如何奋力攀登，都似乎难以跨越那道无形的障碍。父亲的伟岸形象可能逐渐消磨了他们挑战自我的勇气。

在这样的家庭中，父亲往往成为一切的中心，孩子则被迫成为父亲自恋心理的附庸，不得不放弃自己的意愿，去完成父亲强加的任务。成功被视为理所当然，失败则不可接受，这种持续的压力让孩子备受煎熬。

近年来，即便未达到回避型人格障碍的程度，但具有回避倾向的年轻人数量也在增加，其中青年闭门不出的现象尤为突出。这些年轻人往往来自非常勤奋的家庭，他们的父母自身也是勤勉不懈的典范。这些父母深信，努力完成既定任务是每个人的天职，即便过程中偶有艰辛，也应该坚持不懈。受此影响，他们不允许孩子展现出任何软弱，反而不断鞭策其加倍努力。

这种现象可以追溯到经济高速成长期，在这一阶段成长起来的父母一代，深受"努力就有回报"的价值观影响，并将这种观念理所当然地强加给自己的孩子。然而，这种过度的期望和要求，往往导致孩子们承受了过大的压力，最终可能对他们的身心健康造成伤害。

解读《怕飞》

尽管我们时常提及"闭门不出"的现象，但需要澄清的一点是，这一现象与回避型人格障碍并非完全等同。实际上，并非所有回避型人格障碍患者都终将选择社交隔离。为了增进对回避型人格障碍的准确理解，让我们通过一些不同的案例来进一步探讨。

美国杰出女作家艾丽卡·容（Erica Jong）以非凡的笔触撰写了自传体小说《怕飞》（*Fear of Flying*），该书一经问世便轰动文坛，成为畅销书之一。书中的主角伊莎多拉（Isadora）的第二段婚姻伴侣是一位精神分析专家，故事以她那自由不羁、敢爱敢恨的生活态度为主线展开。然而，在她那看似无拘无束、尽情享受性爱与自由的背后，隐藏着一份难以言喻的胆怯与不安。

伊莎多拉邂逅了一位卓越的男士，步入婚姻的殿堂，然而她的内心却从未感到真正的满足与安宁。她抗拒与丈夫共同孕育新生命，转而投身于一系列充满风险与挑战的行为之中，试图以此作为痛苦情绪的宣泄口。

在她的情感世界里，阿德里安（Adrian）医生犹如一位不羁的浪子，初次见面便展现出他率性而为的一面，这份与众不同的气质深深吸引了伊莎多拉。

阿德里安一语道破了伊莎多拉的矛盾心理：

"若你如此畏惧新体验，又怎能期待从中汲取创作的灵感与素材呢？"

伊莎多拉回答：

"我持续探索新体验，但这些经历也带来困扰。"

但这并未能说服阿德里安：

"别自欺欺人了，你不过是个害怕改变的小公主。当真正能够触动你、激发你创作灵感的经历摆在面前时，你只会选择逃避。"

阿德里安的这番话，虽夹杂着对伊莎多拉犹豫不决的责备，却也精准地击中了她的软肋。她确实经历丰富，但那些经历大多停留在表面，未曾触及心灵的深处。这种对未知与变化的深深恐惧——"怕飞"心理，正是回避型人格障碍中一个不可忽视的方面。

再来看一个现代案例。有一位二十多岁的女性，随着与恋人的关系日益深厚，每当话题触及婚姻或融入对方家庭时，她的情感便骤然降温。作为恋人相处时，她深感幸福，但一想到要与对方共同孕育后代，便不由自主地陷入焦虑与沮丧之中。

她的家人频繁催促她相亲，而她虽表面配合，内心却认为当前的恋人已是理想伴侣。然而，在即将与这位看似完美的伴侣步入婚姻殿堂之际，她却突然退缩，表现出强烈的不安与抗拒。

这种情绪不仅限于爱情。她内心深处对责任有着难以名状的恐惧，每当感觉自己即将无处可逃时，便会被一种被淹没的恐怖感所笼罩。她曾计划出国留学，甚至已支付了相关费用，最终却出于某种原因取消了行程。购物时，她沉迷于试穿各式新衣，却难以做出选择，面对琳琅满目的商品，她感到前所未有的疲惫与沮丧。

回避型人格障碍的患者往往难以跨越面对新生活的门槛，他们可能反复尝试不同的生活方式，却始终无法下定决心。有时，他们会在无意识中回避建立亲密关系。值得注意的是，有报告指出，在无性行为的情侣群体中，存在大量回避型人格障碍的患者。他们对生育子女持保留态度，对人际关系的态度也显得消极，这与分裂样人格障碍有相似之处。但不同之处在于，回避型人格障碍患者内心深处渴望并需要人际关系，他们并未展现出分裂样人格障碍特有的超脱世俗与古怪行为。

在患有回避型人格障碍的个体成长历程中，他们往往面临着独立性被忽视以及个人选择不被充分尊重的困境。

相处之道

培养主体性与尊重

预防回避型人格障碍，关键在于尊重个体的主体性和感受。应避免在强迫他们行事后再贬低其能力，比如说"连这点小事都做不好吗？"这类话，以免加剧其内心的自我否定感。对于那些深陷重度回避状态的人来说，过往的经历仿佛是无形的枷锁，日复一日地侵蚀着他们的内心世界，如同被反复浸入冷水般无助，连呼救的声音都仿佛被无形的胶带封住。他们选择以无精打采和情感麻木作为自我保护的盔甲，实则内心渴望得到理解与支持。

他们常感自己没有求助的自由，也没有逃离的自由，这种束缚感在困境中尤为强烈，往往伴随着深刻的伤害。

因此，我们应转变视角，不局限于父母的角色，而是真正关注个体自身的追求与愿望。即使是同样的挑战与困难，若是出于自愿面对，与被迫承受相比，其带来的痛苦与伤害有着天壤之别。至少，我们应确保他们拥有寻求帮助或逃离困境的自由，这样可以避免最坏的情况发生。

主体性是通过被重视与被尊重逐渐培养起来的。为此，周围的人应当避免过多干预，减少不必要的给予，让个体保持一种适度的自我驱动与探索的"饥饿感"。

在孩子展现出自主意愿之前，父母应先观察再判断，鼓励孩子自己尝试，而非直接代劳。即便是出于好意，给予孩子未主动索求的东西或在不适当的时候提供零食，也可能会削弱他们自我追求的动力。相反，让孩子在需要时主动寻找食物并尝试，能够增强其独立生存的能力。

至关重要的是，要耐心等待并尊重个体表达自身意愿的权利。即使这些意愿与周围人的期望不符，也应予以尊重和理解。

例如，当孩子正在上兴趣班，却有一天突然表示想要放弃时，家长可能会倾向于说："你已经这么努力了，再坚持一下吧。"但在此刻，更为关键的是，父母需要静下心来，耐心且专注地倾听孩子的想法和感受。

经过充分的沟通与协商，如果孩子确实出于内心的真实意愿希望做出这样的选择，那么我们应当将人生的决策权交还给孩子。这样的做法旨在培养孩子的主体性，鼓励他们对自己的生活主动寻求决定权并勇于承担责任。这样一来，孩子将学会更加独立地面对挑战，有效避免长期逃避问题的局面，从而逐步走向自立与成熟。

预防回避行为的慢性化与泛化

接下来，我将探讨在回避行为初露端倪时，应采取何种预防策略。核心议题在于如何有效阻止这些初步的回避反应演变为长期且普遍的现象，进而避免形成回避型人格障碍或长期"社交退缩"。

我们必须认识到，回避行为通常是个体对创伤经历或持续压力的一种自然反应，它在某种程度上是自我保护机制的一部分。然而，当这种行为持续多年，往往意味着心灵所受伤害过于深重或持续时间过长，并常伴随促使回避行为持久化的因素。

许多回避行为在个体获得足够的时间进行暂时休息并远离压

力源后，能够自然地恢复，这是自然适应机制在发挥作用。因此，首要之务是周围的人应保持冷静与理解，给予个体充分的空间和时间去休息。若强行推动他们面对挑战，即使短期内看似有所进展，长远来看却可能带来更大的心理损耗。当个体承受的压力达到极限，如同紧绷的弦突然断裂，想要重新建立平衡与自信将变得异常艰难。

在还未达到绝对抗拒、心态崩溃的临界点之前，适时地"松绑"，能有效避免重大的挫败，并促进心理的长期稳定。我们应当向个体传达：疲惫时，休息是正当且必要的，这比单纯鼓励其努力不懈更能教会他们如何优雅地享受人生，这样的态度将成为他们一生的护盾。

然而，若此时强行施压，迫使个体面对不愿面对的挑战，只会加剧其痛苦，使回避行为逐渐普遍化乃至慢性化。一旦形成这样的局面，修复起来将极为艰难。我们需要理解，回避是面对压力和伤害时的自然防御机制，对于这一点，留有接受与理解的余地至关重要。

但请注意，对于长期化的回避行为，上述策略需适当调整。这部分内容将在后续详细探讨。

在处理回避行为时，一个关键点是它可能如野火燎原般迅速蔓延，导致全面回避的态势。当个体在某一方面遭遇挫折，自信受挫，受到伤害时，那些原本就感到难以跨越障碍的人，更容易产生全盘否定的想法，进而对所有事物都采取回避态度，最终陷入"闭门不出"的境地。

因此，在预防个体陷入停滞不前的状态时，我们必须高度重视避免这种全面回避的趋势。这意味着，我们要鼓励个体认识到，即使与某些人相处不融洽，也总有其他人在等待他的加入，总能找到归属感；同时，面对一次失败时，应视其为成长的一部分，鼓励他们在其他领域寻找成功与满足。通过这样的方式，为个体构建一个心理上的"安全网"，让他们明白，生活中不止一种选择，挫折并非终点，而是新的起点。这将减轻个体的无力感与被困感，最终引领他们重拾活力与希望。

无论是学校还是工作，都不应被视为唯一的必由之路。人生是充满自由与多样性的，拥有无数条可以选择的道路。从长远来看，这种对自我的解放将激发出前所未有的力量与潜能。

义务与责任的辩证关系

长期封闭自我、展现出回避型人格障碍特征的年轻人，往往成为那些充满强烈责任感与义务感的患有强迫型人格障碍的父母的关注焦点，仿佛被无形的箭矢所瞄准。这类患有强迫型人格障碍的父母，内心深处有着根深蒂固的义务观和责任感，他们认为孩子的首要职责便是上学，且必须全力以赴。因此，当孩子逃避学校时，他们难以理解，只会将其视为对义务的轻视。

患有回避型人格障碍的孩子长期承受着来自父母强烈义务感的沉重压力。强迫型父母坚信完成个人义务是天经地义的，且必须完成，故而他们往往只聚焦于既定的目标，忽视了孩子内心的真实感受与需求。孩子们无论如何表达自我，都似乎难以触动父母的心弦，久而久之，他们学会了压抑自己的意愿。在这样一个只强调责任、忽视感受的环境中，孩子们逐渐感到疲惫不堪，直至某一天，他们仿佛被累垮了一般，失去了行动的力量。这不仅是他们首次明确表达内心的不满与抗拒，更像是多年累积的疲惫终于压垮了精神的脊梁，而恢复之路注定漫长而艰难。这一刻的到来，或早或晚，有的发生在青春期，有的则延迟至大学乃至步入社会之后。而它来得越晚，往往越需要时间与努力来修复。

到了这个阶段，再去讨论义务与责任，往往只会让孩子感到厌烦与抵触。

尊重他们的意志，静待他们的主动行动，才能带来最为自然和积极的结果。然而，在等待的过程中，若周围的人因心急如焚而流露出不安，反而会形成无形的压力，这种无形的压力很容易被感知并传递。因此，真正重要的是将主导权交还给孩子本人，让他们在自己的节奏中前行。为了实现这一点，周围的人应当避免过度关注与干涉，不因他们的行为而轻易喜忧。要与孩子在保持信任的基础上建立稳固的联系，同时专注于自身的成长与发展。当周围的人能够保持这种心态，并为自己留出足够的空间时，孩子也会感受到这份轻松与自由，从而更容易发生积极的变化。

肯定的力量

对于患有回避型人格障碍的人而言，一旦接收到外界的负面评价，哪怕是轻微的批评，他们也可能会瞬间感到世界崩塌，尝试新事物的勇气和动力也随之烟消云散。这种反应源于长期累积的否定经历，每当遇到类似的否定话语，那些过往被否定的记忆便如潮水般涌来。"果然，你不行"或"为什么你做不到呢？"这类话语，更是成为他们心中的禁忌。

因此，采用肯定与鼓励的沟通方式，以及保持耐心持续接触，是帮助他们走出困境的关键。

无论是孩童还是成年人，当他们陷入毫无反应、一动不动的状态或显得无精打采时，总有那么一些人，能够巧妙地激发他们内心的积极性与动力，引导他们重新活跃起来。观察这些激发者如何与人相处、如何待人接物，我们可以从中发现许多宝贵的品质与优点。即使是那些个体自身都未曾意识到或未给予足够重视的特长与潜能，这些激发者也能敏锐察觉并给出夸赞与鼓励。通过真诚的赞美与认可，我们可以帮助他们从长期的挫折感与自卑情绪中解脱出来。

又或者，有些人明明心怀梦想与渴望，却因种种外界或内心的阻碍而选择放弃。此时，我们需要伸出援手，为那些曾经搁置的梦想再次注入鲜活的生命力。

挣脱无力的桎梏

若个体深陷于执拗的泥沼，长期闭门自守，深受回避型人格障碍的困扰，即便直面现状，他们也难以轻易觅得变化。这种困境有时可能延续至不惑之年，乃至天命之期。

此时，亟需我们做的是凿开通往外界的"风孔"，让新鲜空气得以涌入，驱散内心的阴霾。这需要我们寻找那扇能够引入新风的窗户，或是充当带来新风的媒介。在此情境下，借助第三方的智慧与力量不失为一种明智之举。

关键在于，不应被过往的失败与挫折所困。宜将心态归零，如同一张待绘的白纸，重新启程。正视过往行为与周遭期望之间的偏差，勇于承认其不合理之处，并决心不再重蹈覆辙。若心中尚存渴望，有梦欲追，那便是最为宝贵的突破口。

转变视角，勇于追寻内心所向，此乃改变之根本原则。过程中若遇波折，不妨冷静思量，调整策略。保持这份从容与韧性，最终定能引领我们走向更加光明的未来。

克服要点

不要畏惧失败

回避型人格障碍患者常因惧怕失败而止步不前。行动可能带来的不悦与不安，束缚着他们的步伐。

我曾听过这样一位患者的分享。

她讲述了一次去动物园的经历。猴笼里有一只活泼可爱的小猴子，她恰好带着一根香蕉，便递给了它。然而，回家后，她开始担心小猴子是否会因食用香蕉而消化不良。这份过度的忧虑让她后悔当初的决定，心想若是不随便喂食就好了。

在这位女性的案例中，对失败的恐惧让她在家务与外务各方面都力不从心。直到她逐渐克服心理障碍，开始独立行动时，她才鼓起勇气向我讲述了这段心路历程。

她因害怕做不好而避免做出任何决定或采取任何行动，但与此同时，无所作为带来的空虚与焦虑同样让她备受煎熬。

诚然，给予小猴子香蕉虽是小事，却也存在着因消化不良导致不幸的微小可能。对她而言，任何一丝风险都足以让她对行动产生深深的悔意，进而抑制了进一步尝试的勇气。

面对可能因疏忽而引发的严重后果，她更倾向于选择不作为，仅完成生活中最基本的任务。旅行、音乐会等美好体验，因担心途中遭遇不测或麻烦，都被她一一放弃。

然而，我们不禁要问：真的什么都不做就能确保安全、减少痛苦吗？

事实并非如此。长期的无所作为会削弱我们的能力，使我们变得脆弱不堪，反而增加了生病和死亡的风险。

我们能否通过避免决定或行动来彻底规避失败呢？

答案显然是否定的。逃避决定与行动，就意味着我们失去了从错误中学习的宝贵机会，这本身就是最大的遗憾。

我尝试开导她："难道你不觉得，即使行动可能失败，也比在遗憾中老去要来得更有意义吗？"她回应道："但失败的滋味，就像面对死亡一样沉重。"

我轻轻地说："或许，正是你给予的香蕉，帮助那只小猴子避免了营养失调导致死亡的困境呢？"这句话仿佛一缕清风，吹散了她心中的阴霾。

等待命运的安排是一种选择，但在失去行动能力之前勇敢地迈出步伐，同样是值得尊重的道路。人生的方向，终究掌握在我们自己手中。

只有行动起来，我们才会发现，原来束缚自己的，不过是那些未曾尝试便先言放弃的念头。

过度保护的隐患

一旦筑起逃避的壁垒，走出这重围便成了一项艰巨的任务。尤其是当某种安逸感如庇护所般环绕时，回避行为往往会被无限延长。我个人便经历了长达两年的闭门时光，远离了大学的课堂，被朋友的圈子渐渐遗忘。这份被深锁、动弹不得的感受，我有着深刻的体会。

重要事务越拖越久，反而用琐事消磨时间，企图逃避问题。进入梦寐以求的学校，我本应满怀热情，却对上课产生了强烈的抵触，我并非失去了兴趣，而是丧失了以往的拼劲。这就形成了一个恶性循环：越是不作为，越是感到一切都不再重要，甚至为自己的不作为寻找借口，用酒精麻痹自己，日复一日地虚度光阴，如同民间故事中的浦岛太郎般，逐渐失去了与外界连接的勇气。

当我回顾自己最终如何挣脱逃避的桎梏时，发现其中的原因错综复杂。然而，最为关键的是，生活的不容妥协让我意识到，无法永远依赖幻想来逃避现实。

记得留级期间，奖学金与生活费的中断迫使我踏上打工之路，这段经历虽艰辛，却意外地成了我与外界保持联系的桥梁，让我重新回归生活的本质。试想，若那时不用操心经济来源，我或许仍会在自己的小世界里徘徊，再度沉沦十年。

"闭门不出"这一现象，实则有其特定的土壤与条件。它并非凭空产生，而是特定环境下的产物。从某种角度看，"闭门不出"是物质充裕带来的副产品。然而，一旦失去了食物、金钱这些基本保障，"闭门不出"便成了奢望。反观当下，社会提供了前所未有的便利，衣食住行乃至娱乐均可足不出户获得，这无疑为"闭门不出"提供了理想的温床。

事实上，多数情况下，人们在失去保护伞时会开始采取行动。例如，一个长期"闭门不出"的年轻人，在一直对其有着严苛要求的父亲突然去世后，开始进入职场，并持续至今。这验证了"需求是行动之母"的真理，同时也展现了人类面对挑战时惊人的适应力与韧性。

第十一章 依赖型人格障碍：无法独行的灵魂

依赖型人格障碍

一种过度需要他人照顾以至于产生顺从或依附行为并害怕分离的普遍模式；起始不晚于成年早期，存在于各种背景下，表现为下列5项（或更多）症状：

（1）如果没有他人过度的建议和保证，便难以做出日常决定。

（2）需要他人为其大多数生活领域承担责任。

（3）因为害怕失去支持或赞同而难以表示不同意见（注：这种行为并非出于担心被报复）。

（4）难以自己开始一些项目或做一些事情（因为对自己的判断或能力缺乏信心，而不是缺乏动机或精力）。

（5）为了获得他人的培养或支持而过度努力，甚至甘愿做一些令人不愉快的事情。

（6）因为过于害怕不能自我照顾而在独处时感到不舒服或无助。

（7）在一段密切的人际关系结束时，迫切寻求另一段关系作为支持和照顾的来源。

（8）害怕只剩自己照顾自己的不现实的先占观念。

DSM-Ⅳ-TR《精神障碍诊断与统计手册》第四版修订版［美国精神医学学会（APA）］

特征与背景解析

婴儿型和献身型的双重奏

依赖型人格障碍的特征在于个体倾向于放弃自我主导权，转而过度依赖他人的意见与决定。此类人在面临决策时，即便是细微的选择也常不由自主地寻求父母、伴侣或朋友的帮助。他们难以独自面对生活，独处时易感不安与空虚，且这种情绪难以自我控制。

依赖型人格障碍患者常倾向于压抑自己的真实想法，害怕冲突与被排斥，因而选择顺从他人，避免表达自己的情感与需求。在长期的忍耐与妥协中，他们可能逐渐丧失对自我的清晰认知，不清楚自己的真正愿望与个性所在。这种心态使他们更容易受到周围人的影响，表现出随波逐流的倾向，其人生轨迹往往更多地受到外界环境的塑造，而非个人意志的驱动。

依赖型人格障碍的展现形式因其症状严重程度的不同而呈现出显著的差异，这种差异有时甚至有着截然相反的表现。

一类可以归类为"婴儿型"依赖，这种类型的患者表现出强烈的被动依赖特征。他们的日常生活自理能力相对较弱，几乎在所有事务上都极度依赖父母或伴侣。父母和伴侣往往在他们的生活中扮演着多重角色，既是保姆和帮手，又是他们与外界沟通的发言人和代理人。此外，这类患者还常常伴随着惊恐障碍、抑郁症以及身体疾病等多种并发症。

另一类则被称为"献身型"依赖，这类患者展现出能动的依赖特质。他们在日常生活中的表现十分正常，具备一定的自理能力，但一旦面临需要自主决策和行动的场景，便会感到明显的不安和焦虑。他们渴望找到能够引领自己的领导者或伴侣。在正确的引导和支持下，他们能够发挥出积极的力量，但如果不幸依赖了错误的人，其结果往往令人痛心。

这类人即便意识到关系的错误，通常也难以果断割舍。他们可能因此而陷入与不良伴侣（如游手好闲、家暴的丈夫，或是只说不做的男朋友）的纠缠中，不惜牺牲自我，甚至可能陷入邪教或新兴宗教的迷思中无法自拔。此外，他们也是易于被他人操纵和利用的对象。

一位年仅十八岁的少女，因兴奋剂的副作用导致幻觉，被紧急送往医疗机构接受治疗。

她是一位皮肤白皙、外貌出众的少女，平日里却显得格外沉默与顺从，总以微笑回应周遭的一切，让人难以将她与"不良"二字联系在一起。她始终保持着良好的配合态度，对工作人员的指导言听计从，从未有过任何违规行为。然而，在这份表面的平静之下，却隐藏着一个难以言说的秘密。

她无法真实地表达自己的情感。每当被问及内心的感受时，她总是支支吾吾，说出的话语似乎都缺乏真实的情感色彩，让人难以捉摸她真正的想法。

在与家人见面的时刻，这种情感表达的障碍更是显露无遗。她以惯常的微笑聆听着父亲与兄弟们热情的对话。当父亲试图劝说她离开那个贩卖兴奋剂的男朋友时，她只是默默地听着。但是，每次和家人见面，她的情绪都会因幻觉的侵扰而变得不稳定。

在鼓励与关怀下，她终于开始尝试着敞开心扉。她缓缓道出了对男朋友的留恋之情，这种情感也伴随着对家庭温暖的深切渴望。这两种情感在她心中交织成一张复杂的网，让她难以抉择。

作为家中的独女，她自幼便沐浴在父母无尽的溺爱之中。在父亲那强有力的保护伞下，她如同被精心呵护的洋娃娃，享受着无微不至的关怀。然而，这份过度的呵护也让她鲜有机会去感受自己真实的情感需求。无需言语，他们那敏锐的洞察力总能精准捕捉到她的心愿，并悄然满足。

然而，当朋友和前辈向她伸出友谊的橄榄枝，邀请她加入他们的行列时，她发现自己竟然无法拒绝这份新奇的诱惑。尽管在这个过程中，她曾遭遇过因轻率行为而引发的暴力冲突，但她却发现自己无法彻底斩断与这些关系的纽带。

在那段艰难的时光里，是她的男朋友为她提供了一时的庇护所。然而，这位男友却深陷兴奋剂的泥潭，不仅自己滥用，还迫使她接触。她内心深知其中的恐怖与危险，但在缺乏坚决拒绝的勇气下，她逐渐陷入了对兴奋剂的依赖之中。

在中产阶级子女群体中，当孩子突然展现出不良行为时，背后往往隐藏着复杂的心理原因。其中，依赖型人格障碍便是一个可能的因素。

难以独处

患有依赖型人格障碍的个体在独处时显得尤为不适，他们总是在寻求伴侣的陪伴以共度时光。一旦感受到孤独，周遭的一切便显得索然无味、充满空虚，因此他们会不由自主地拿起电话呼唤朋友，借由交谈来掩盖内心的孤寂与不安。

尽管他们在情感上强烈地感受到需要某个人的存在，但讽刺的是，一旦结束了一段关系，他们往往能迅速地将情感寄托转移到新的伴侣身上。这种依赖心理促使他们倾向于依赖那些能够给予他们支持的人，而在选择伴侣时，他们容易被对方展现出的温柔所吸引，即便这份温柔可能与自身的真正需求并不匹配，也容易忽视关系中的不平衡。

对于患有依赖型人格障碍的个体而言，他们可能会深陷于过去的关系中，即便这些关系明显对他们造成了伤害，或是对方仅仅是在利用他们。他们往往不擅长主动结束这样的关系。

在患有依赖型人格障碍的群体中，存在不少女性，她们即便身处遭受严重暴力、被迫参与卖淫等极端困境，或是因酒精成瘾而无法自拔，与具有家庭暴力倾向的丈夫关系紧张，也依然难以摆脱这种关系。她们在面对严重伤害时，仍选择维持现状，这是依赖型人格障碍的一个典型特征。

正是这样的个性特点，使得患有依赖型人格障碍的个体容易成为反社会型或自恋型人格障碍患者的目标，他们可能更容易被操控和利用，面临情感或物质上的榨取。

难以启齿的"不"

这种类型的人，在面对他人的请求时显得尤为困扰，不擅长拒绝，即使内心有拒绝的冲动，也难以明确表达出来。他们之所以难以说出"不"，根源在于内心深处的一个信念：深信自己必须依靠他人的支持才能生活。每当想要拒绝时，一种被抛弃或失去他人好感的强烈恐惧便会涌上心头。这种对负面评价的极度担忧，使得他们即便拥有正当的拒绝理由，也往往因为害怕而犹豫不决。这种对他人请求难以拒绝的态度，已经深深根植于他们的性格之中，所以他们几乎对所有人都难以明确拒绝。即使明知某些请求对自己不利，他们也会不自觉地接受并配合对方。

然而，这种态度却往往使他们陷入被动，甚至成为他人轻易利用的对象。

患有依赖型人格障碍的个体，在面对自信满满、立场坚定的人时，心理上容易呈现出顺从与畏惧的态度，甚至可能不自觉地受到这些坚定个体的影响。

他们对自己缺乏自信，过分在意并受周围评价的影响。相比于那些正面的表扬，他们更倾向于铭记那些贬低的话语，从而加深了自己低人一等的认知。在自我评价偏低这一点上，依赖型人格障碍与回避型人格障碍确实存在共通之处，然而，不同之处在于，依赖型人格障碍患者即便深感自卑，也依然执着于对他人的依赖。

这种倾向深深根植于个体与父母之间的早期关系。追溯此类人的成长历程，不难发现他们多是在过度保护与有着极强控制欲的父母抚养下成长的。父母往往在孩子遇到任何微小困难时便立即介入帮助，或是强迫孩子走上"正确"之道，但他们所谓的"正确"之道，往往忽视了孩子的真实感受与意愿，无形中对孩子实施了强制性的影响。这种成长环境剥夺了孩子的主体性，使他们在父母的强烈控制下成长，这一特点与回避型人格障碍及强迫型人格障碍的某些成因存在共通之处。具体而言，强迫型人格障碍可能表现为对父母权威的过度忠诚，回避型人格障碍则可能是在父母的高压下感到挫败与逃避，而依赖型人格障碍则显著地体现在对父母的过度依赖上。

值得注意的是，这三种人格特质并非孤立存在，它们可能以不同的组合形式同时出现在同一个体之中。

当我们再次聚焦于依赖型人格障碍时，不难发现其根源往往深植于家庭教育的模式之中。父母可能认为孩子的想法尚不成熟，因此习惯性地代替他们做出决策，认为这是一种明智之举。在这样的成长环境中，孩子逐渐习惯于依赖父母的判断，甚至通过观察父母的脸色来行事。面对挑战时，他们容易感到无助，倾向于将责任推给他人，从而失去了培养自主判断与行动能力的机会。

长此以往，即便是面对再简单不过的决策，个体也难以独立判断，而是习惯性地向父母寻求认可与指导，每一件事都需由父母代劳。这样的行为模式不仅削弱了他们的自信心，还让他们逐渐深信自己缺乏独立处理事务的能力。他们更多地依赖外界的评价与意志，而非倾听内心的声音与感受。这种依赖心理的对象不仅限于父母，还可能扩展到恋人、配偶乃至子女身上，形成了一种对周围人持续且强烈的依赖，塑造了一种软弱无力的人格特质。

在职业选择、婚姻等重大决策上，他们可能无法违背父母的意愿，内心却压抑着不满与愤怒，而这些情绪可能在某个不经意的瞬间爆发，或导致他们陷入无力与迷茫的状态。

正如之前的例子所揭示的，这种依赖型人格特征在青少年不良行为中也颇为常见。许多孩子在小学阶段，由于受到控制欲强烈的父母影响，表面上表现得十分乖巧听话。然而，一旦家庭环境发生剧烈变化，如父母离婚等事件导致他们无暇顾及孩子的情感需求时，这些孩子便会开始寻找新的情感寄托，在面对复杂多变的社会环境时往往容易迷失方向。在这种依赖型的不良行为模式下，由于无法根据自己的意志和判断来做出正确的选择，他们的行为往往会随着周围环境的恶化而不断升级。

独处时,这位少年显得老实而怯懦,但一旦身边围绕着不良的朋友,他很快便会受到他们的牵引与影响。其背后原因是他自身的主体性思想与独立意志并未得到充分的培养与发展,导致他容易成为他人行为的附庸,通过支持他人来间接表达自己的主张。在小混混群体中,那些前辈往往成为他心中的偶像与憧憬的对象,跟随他们让他产生了一种自己也变得强大或特别的错觉。

然而,对于这样的少年而言,他们所展现出的不良行为,虽然看似是在挣脱父母束缚、追求自我独立的尝试,但实际上却并未真正达到自立的目标,而只是将依赖的形式从家庭转移到了外部团体。若这一根本问题得不到解决,即便他因不良行为而受到法律的制裁或警方的关注,最终可能也只是依赖于父母来解决问题,待风波平息后,类似的行为模式很可能会再次上演。

此外,这类少年还容易陷入药物与酒精的沉迷之中,难以自拔。这同样反映了他们意志力的薄弱与自我控制能力的缺失。

挣脱母亲束缚的青年之旅

十多年前,一部深刻触动人心的电影《不一样的天空》[①]引

[①]《不一样的天空》(*What's Eating Gilbert*),是由美国导演莱塞·霍尔斯道姆(Lasse Hallström)于 1993 年拍摄的一部电影。——译者注

起了广泛的关注与讨论。在这部影片中，约翰尼·德普（Johnny Depp）以其精湛的演技，塑造了一个名叫吉尔伯特·格雷普（Gilbert Grape）的青年形象。吉尔伯特与因肥胖而行动不便的母亲，以及智障的弟弟共同生活。在《泰坦尼克号》中一举成名的莱昂纳多·迪卡普里奥（Leonardo DiCaprio）在此片中饰演了那位纯真无邪却需要哥哥照料的弟弟。吉尔伯特的青年时光几乎被家庭的重担填满，他日复一日地忙于照顾弟弟与母亲。他仿佛被这两位至亲无形的锁链紧紧束缚，未能踏出家乡半步。

母亲的依赖性显而易见，而吉尔伯特则在以"为家人献身"为由的掩饰下，不知不觉地将自己的行动与自由也一并束缚。这种现象在依赖型人格障碍的个体中颇为普遍。

同样，在另一些情境中，我们也能看到类似的依赖模式。丈夫深陷酒精依赖与赌博成瘾的泥潭，将辛苦赚来的钱不断投入无底洞中，面对此景，许多女性非但没有鼓励丈夫寻求治疗，反而因感到无力改变现状，选择了一味地自我牺牲，近乎崩溃地工作以支撑家庭。

然而，颇具讽刺意味的是，这种无私的奉献反而纵容了丈夫的放纵行为，无形中成为他康复路上的绊脚石。若能采取一种更为坚决的态度，让丈夫直面自己的问题并承担相应责任，或许能促使他洗心革面。但遗憾的是，对于这位女性而言，这样的转变太过艰难，因为她内心深处对丈夫的依赖感根深蒂固，同时也害怕因此遭到丈夫的排斥。她们似乎被一种信念紧紧束缚，认为当前的状态虽苦，却是唯一可行的出路。

患有依赖型人格障碍的个体，常常深陷于"献身"的魔力之中，不自觉地将自己紧紧束缚。这种行为在与他人的关系中再现了为自恋型父母服务的早期经历，并不断重复这一模式。

在电影《不一样的天空》的结尾，主人公吉尔伯特将象征束缚与压抑的房子与已故的母亲一同付之一炬。这一震撼人心的场景，虽然充满了哀伤与不舍，却也深刻地展现了主人公挣脱依赖桎梏、寻求自我解放的决心与勇气。对于依赖型人格障碍的个体而言，从根深蒂固的依赖状态中挣脱出来，迈向自立之路是很难的，伴随而来的还有不安、罪恶感以及对过往依赖的深切丧失感，这需要极大的勇气与决心。

相处之道

避免成为依赖的傀儡

对于患有依赖型人格障碍的人来说，他们倾向于依赖他人做出决策，或要求他人代替自己进行社交互动。然而，这种代理行为会逐渐削弱个人的判断力和应变能力，进而加深依赖的枷锁。一旦意识到这种趋势，需要尽早采取行动，即使面临失败，也要鼓励他们勇于自己做出判断、进行交涉，这是至关重要的成长步骤。

实际上，只要个体愿意，他们完全有能力找到解决问题的方法，并自主做出决定。

正如想要成为古董与艺术品的鉴赏家，就必须亲自投资购买藏品，唯有亲自承担风险，才能不断精进。同样，在人际关系中，若想避免长久的挫败，就应勇于提前面对可能的失败。

依赖型人格障碍患者往往因过去逃避此类锻炼而缺乏相关经验，因此，加强自我决策的训练是解决问题的关键。

周围的人应当注意，不要无意中剥夺了他们宝贵的实践机会。在依赖型人格障碍的背景下，虽然关怀与帮助是出于好意，但有时反而可能成为阻碍。鼓励他们独自面对挑战，积累克服困难的经验，这将有助于他们重拾自信。然而，周围人的担忧与不安有时会束缚依赖型人格障碍患者探索自主性的步伐。与其一味回避挑战，不如勇于接受并鼓励他们承担适度的风险。

培养自主思考的能力

对于那些具有依赖型人格倾向的人来说，他们往往急于寻求即时的解答——"我到底该怎么做才对？"他们渴望得到确切无误的答案。然而，一旦习惯于依赖外界的答案，他们可能会逐渐丧失自主思考的能力，面对挑战时更容易选择向他人求助。

我们应坚持不轻易给出答案，以此促使他们自我探索与独立思考。

若你周围有人展现出依赖型人格的特征，请尽可能多地倾听他们的心声。鼓励并培养他们用言语表达情感的习惯，这一过程不仅能让他们的思路更加清晰，也有助于他们更准确地认识自己的感受。

这样的做法，是避免他们在人生中做出错误决定、促进个人成长的最佳途径。

这类性格的人可能害怕表达自我感受，担心与他人的意见不合会招致反感或对立。因此，当他们提出与你不同的观点时，应给予正面的肯定与鼓励。

反之，若因不坦诚而压抑自我，那些初现端倪的个人主见可能会再次受到打击。

克服要点

重塑自我，寻回人生真谛

有一位年逾四十的女性，二十多年来始终投身于宗教活动中，其生活几乎完全围绕着宗教团体的各项事务展开。在她的心中，宗教活动的地位远胜于处理家务、照顾丈夫与孩子等家庭责任。她常常在丈夫不知情的情况下规划家庭开支，并坚持每年向

第十一章 依赖型人格障碍：无法独行的灵魂

教团慷慨解囊，对她而言，宗教是至高无上的追求。尽管丈夫偶有质疑与反对，认为这样的生活方式有些本末倒置，但她选择沉默，继续沉浸在自己的宗教追求中。

她开始对这种生活方式产生疑虑，源于宗教活动带来的疲惫感，以及随之而来的情绪波动与不稳定。尤其是当她被确诊患有子宫癌并经历手术之后，她更加深刻地反思自己的生活轨迹。那些曾与她共享信仰的伙伴，似乎对她的奉献有着无尽的要求，她逐渐意识到，内心的空虚与不安并非仅凭对宗教的虔诚就能填补和治愈。

母亲的冷漠态度再次触动了她，让她回想起自己是如何转向宗教寻求心灵慰藉的。起初，她对宗教的追寻源于与母亲复杂的关系——母亲偏爱比她年长两岁的姐姐，对她则显得冷淡疏离。

父亲是当地的名人，母亲的生活似乎总是围绕着面子与社交，她不得不时常察言观色，按照母亲的意愿行事。就连婚姻大事也是由母亲一手安排，这让她对丈夫难以产生真正的爱意，对婚姻生活充满了不满与遗憾。在这样的情感背景下，她开始回顾自己一步步深陷宗教活动的历程。

她意识到自己长久以来一直在为迎合母亲的情绪和脸色而活，努力成为一个能让母亲满意的女儿。她厌恶被母亲责骂和发脾气的场景，以至于在不知不觉中扼杀了自己的真实感受和需求。

同时，在参与宗教活动的过程中，她也逐渐意识到，自己更多的是在顺从周围人的期待，而非听从内心的声音。她开始质疑，这样的人生是否真的是她所追求的。于是，她决定重新掌控自己真正的人生。

她勇敢地拒绝了母亲提出的无理要求，这几乎是她第一次明确地向母亲表达自己的不满和反感。与此同时，她也开始逐渐远离那些曾经占据她大量时间的宗教活动。当教团的人邀请她参加活动时，她坚定地选择了拒绝。

现在，她将原本用于宗教活动的时间投入到了自我成长和家庭生活中。丈夫的宽容与支持让她深感温暖，尤其是在她生病期间，丈夫的陪伴与照顾更是让她感激不已。她终于能够正视并接受这段由母亲安排的婚姻，开始以全新的心态去理解和接纳丈夫。这份改变让她感受到了前所未有的幸福与满足。

培养表达自我感受的习惯

对于受依赖型人格障碍影响的人而言，他们往往不自觉地压抑自己的情感。由于长期习惯于压抑个人意见与主张，久而久之，自我表达的能力逐渐减弱，导致想法与情绪变得模糊且难以捉摸。

在这种状态下，他们可能更倾向于依赖他人的指导来生活，从而失去了对自己人生的掌控权。为了改变这一现状，要养成经常性地表达自己真实感受的习惯。这意味着要摒弃"哪个都行"、"都一样"或"你决定吧"这类含糊其词的态度，转而学会倾听内心的声音，明确自己真正的需求，勇敢地做出自己的选择。这样一来，在面临人生重大抉择的时刻，就能锻炼出自己独立决策的能力。

人生的意义在于成为自己想要成为的样子。如果我们对自己的内心需求模糊不清，或是随波逐流，那么人生的方向将变得难以预测且充满风险。因此，在日常生活中，不妨从小事做起，勇敢地将心中的想法与感受表达出来，这终将彻底改变我们的生活轨迹。

适合依赖型人格障碍患者的职业选择

具有依赖型人格障碍的人往往展现出一种深切关怀他人的特质，他们若不竭尽所能地帮助他人，便会感到内心不安。这种性格的形成，往往与个体早年生活经历中频繁观察父母脸色、严格遵循父母意愿的模式紧密相关。

然而，这种倾向若被那些无度索取的人所利用，便可能演变为一种无休止的付出，仿佛一生都在做无用功。

那么，出路何在？选择从事服务性工作或许能成为一条自我救赎的道路。服务性工作不仅能够满足依赖型人格障碍内在的奉献欲望，给予他们心灵上的安全感，还能有效遏制过度付出的倾向。它确保了付出仅在职业范畴内进行，避免了无限制的索取，自然地为关系设立了健康的界限。

因此，随着自信心逐渐恢复，对他人过度的关心与不相称的付出也将得到调整，使人变得更加客观、现实，能够清晰洞察周遭情况。如此一来，那些曾试图利用他们善良本性的狡诈之人，其真面目也将无处遁形，从而促使依赖型人格障碍患者摆脱依赖状态，逐渐走向独立与自主。

第十二章

强迫型人格障碍：完美的负担

> **强迫型人格障碍**
>
> 　　一种沉湎于有秩序、完美以及精神和人际关系上的控制，而牺牲灵活性、开放性和效率的普遍模式；起始不晚于成年早期，存在于各种背景下，表现为下列4项（或更多）症状：
>
> 　　(1) 沉湎于细节、规则、条目、秩序、组织或日程，以至于忽略了活动的要点。
>
> 　　(2) 妨碍任务完成的完美主义（例如，因为不符合自己过分严格的标准而不能完成一个项目）。
>
> 　　(3) 过度投入工作或追求绩效，甚至忽视娱乐活动和朋友关系（不能用明确的经济情况来解释）。
>
> 　　(4) 对道德、伦理或价值观念过度在意、小心谨慎和缺乏弹性（不能用文化或宗教认同来解释）。
>
> 　　(5) 不愿丢弃用坏的或无价值的物品，哪怕这些物品毫无情感纪念价值。
>
> 　　(6) 不愿将任务委托给他人或与他人共同工作，除非他人能精确地按照自己的方式行事。
>
> 　　(7) 对自己和他人都采取吝啬的消费方式，把金钱视作可以囤积起来应对未来灾难的东西。
>
> 　　(8) 僵化和固执。

DSM-Ⅳ-TR《精神障碍诊断与统计手册》第四版修订版［美国精神医学学会（APA）］

特征与背景解析

责任感与完美主义的双重枷锁

在探讨众多人格障碍的领域中，有一种类型显得尤为特别，它几乎颠覆了我们对"人格障碍"的固有印象。这种人格障碍类型的人，以其高度的责任感和无比认真的态度，在人际关系与职场中展现出令人钦佩的可靠性与信赖感。

与自私和任性截然不同，这类人往往倾向于压抑自我，对自己要求极为严格。他们内心有着一套清晰的是非观，善与恶、对与错在他们眼中界限分明。对于错误，他们持有强烈的负面信念，视之为不可容忍的恶。这种近乎苛刻的完美主义倾向，却也可能增加罹患抑郁症和身心疾病的风险。

初看之下，这类人仿佛是典型的"好人"代表，但一旦他们的认真与责任感走向极端，便可能对自己及周围的人造成困扰。他们对自己的专业领域和工作细节有着近乎偏执的执着，不仅自己深陷其中，还往往试图将这种高标准强加给周围的人。他们很难认可他人的其他价值观和优点，导致周围的人感到压抑与不自在，难以享受轻松自在的生活氛围。有时，他们甚至会被视为固执己见、缺乏变通之人，从而遭受疏远与孤立。

此外，这类人极其勤勉，深信努力必有回报，将努力视为至高无上的价值。然而，当他们的辛勤付出未能换来预期成果时，便会承受巨大的心理压力，陷入深深的徒劳感之中，备受煎熬。

这类人似乎难以忍受无所事事的状态，对于休闲放松显得颇为局促，难以真正享受生活的乐趣。他们深信不疑，认为制订并严格执行计划是最佳途径。因此，即便是休闲娱乐，也常被他们赋予计划的色彩，带有一种义务感，并按照预设的步骤进行。

面对突如其来的事件，他们往往很难以积极的心态看待，视之为不愉快的事故或失败。在没有既定剧本或未事先做好规划的情况下，他们可能会感到不安与不适。他们更倾向于遵循教科书或指导手册的方式行事，而非灵活应变，发掘事物中的新可能与变化。

这类人持续不懈地努力生活，然而这种努力并非总能换来相应的回报。在相对稳定的时代里，他们因强烈的责任感和义务感而备受赞誉，赢得了深厚的信赖。然而，在充满变数的动荡时期，他们那种不易变通的气质却可能成为阻碍，限制了他们的适应能力。

对于新兴的、自由奔放的思想观念，他们往往显得力不从心，容易拘泥于传统思维的框架之中。在变革迅速的时代背景下，社会更加重视敏捷的思维与灵活的应变能力，但这些特质在他们身上发挥的空间相对有限。然而，当时代趋于稳定时，他们那份坚守与稳固的品质则备受推崇。

第十二章 强迫型人格障碍：完美的负担

从这个角度来看，对于这类人来说，21世纪初这个充满剧烈变动的时代，或许可以称之为他们的"受难时代"。

一位年过半百的机器制造业老将，以其严谨的态度和强烈的责任感赢得了众人的信赖。他性格中那份不甘于平庸、追求卓越的上进心，驱使着他满怀热情地投入到每一项工作中。在最具活力的三十至四十岁前半段岁月里，他成功接手了多个海外大型项目，生活因自信与成就感熠熠生辉。然而，命运的转折悄然降临在他四十多岁时。一场工伤意外导致他右手腕骨折，这场突如其来的变故，在繁忙的工作节奏中显得尤为沉重，其影响远远超出了伤势本身。

历经两个月的恢复，骨折虽已痊愈，但他的手部动作却明显不如从前那般灵活自如。更令他困扰的是，本应恢复如初的手部，却时常伴随着强烈的麻木与疼痛。从那时起，他开始频繁地失眠，心中反复萦绕着一个念头——自己是否再也无法恢复到从前的状态？这引发了他内心深处的强烈焦躁与不安，最终使他陷入了深深的抑郁之中。

随着治疗的深入，他的抑郁症状确实有所缓解，但与此同时，他在生活态度和思维方式上的问题也日益凸显。一旦需要活动身体，他便如同被某种无形的力量驱使，从清晨到夜晚，几乎将所有时间都投入到了健身房中，进行数小时的高强度训练。此外，他还坚持每周打一次高尔夫，几乎不留给自己片刻的喘息之机。若无事可做，他心中便会涌起一股难以名状的焦躁与不安。

这种不安感的根源，似乎在于他内心深处的一种恐惧——担心一旦停止前进的步伐，就会陷入无法预知的困境之中。

"努力就有回报"的信念

具有强迫型人格特质的人通常是不懈的努力者，他们内心深处坚信着"努力就有回报"的原则。这类人对完美有着近乎苛刻的追求，任何任务若未达至他们心中的标准，便难以感到满足。因此，他们总是持续不断地投入努力之中。他们拥有强大的超我意识，认为凭借坚定的意志，能够克服多数挑战与困难。

无论是学习、工作、运动、娱乐、恋爱还是育儿，他们都以自己的理想为目标，不断前行。然而，现实往往复杂多变，尤其是在涉及人际互动的领域（如工作和育儿）中，努力并非总能立即转化为理想的结果。对于深信"努力即一切"的强迫型人格障碍患者来说，这样的挫败可能会让他们感到困惑，甚至自责于自身努力不够，进而不自觉地加重自己的生活负担，减少了原本应有的乐趣。

尽管强迫型人格障碍患者将此视为生活的常态，但他们每日的生活却如同苦修一般。这种性格倾向往往使他们的生活变得异常艰辛。

尤为棘手的是，这种压力不仅限于他们自身，也无形中传递给了周围的人。他们的孩子常常被迫在一种持续的追赶状态中成长，被要求逐一完成父母精心安排的"任务清单"。当孩子的心理韧性不足以应对这样的压力时，便容易失去内心的平衡。

强迫型人格障碍患者的所有行动几乎都是为了履行责任与义务，而非追求内心的愉悦与满足。因此，无论从事何种活动，他们都难以从中获得真正的快乐。更甚者，由于他们坚信努力是理所当然的，即使孩子付出了努力，也可能因为未达到他们的高标准而得不到应有的认可与赞赏。长此以往，孩子的童年可能变得缺乏乐趣，留下"生活就是苦役"的深刻印象，进而对挑战与努力产生抵触情绪，容易陷入沮丧并充满无力感。

难以割舍的灵魂

强迫型人格障碍患者的显著特点之一，是难以割舍。这一特质不仅体现在物质层面，更深深渗透至人际关系、职业选择及周遭环境的每一个角落。他们似乎总被一种"保留一切"的执念所驱使，对任何变化都抱有深深的抵触。在他们眼中，周遭的一切——人、事、物，都仿佛与自己融为一体，任何分离都可能引发深刻的痛苦与不舍。

正因如此，即便是家中窗外风景的微妙变化，也可能触动他们敏感的神经，引发抑郁情绪。对于搬家这类事，他们尤为敏感,容易患上"搬家抑郁症",显示出对环境变化的极度不适应。

然而,从另一角度审视,他们严守规则,珍视人际关系,不轻易放弃与他人的联结,除非万不得已。在伴侣关系中,无论对方境遇如何,他们都会不离不弃,陪伴至最后一刻。

从这个角度来看,如果你渴望一段能够直至终老的伴侣关系,那么选择这种类型的伴侣或许更为理想。只要双方都能保持对彼此的珍视与尊重,不轻易言弃,这样的婚姻便有望充满和谐与安宁。

在工作领域,这类人的表现同样值得称道。他们倾向于发挥个人风格,以稳健而踏实的态度完成每一项任务。由于对已掌握的工作方法和内容的深刻理解和强烈执着,他们不太擅长迅速适应外部变化,如同海难中坚守岗位的船员,即便面临困境,也会坚持到最后。他们的内心充满了强烈的责任感和正义感,即便个人利益可能受损,也始终将对他人的责任置于首位。在社会的大舞台上,他们无疑是最值得信赖和依靠的伙伴。

然而,在变革的浪潮中,他们可能因过于固守传统而难以跟上时代的步伐,显得相对滞后。由于容易执着于某一特定事务,他们的行动速度或许会因此放缓。同时,那些他们难以割舍的事物,在某些情况下,也可能成为阻碍他们前进的负担。

相处之道

尊重与界限并重

对于拥有强迫型人格特质的人来说，他们对待自己的坚持往往显得极为固执，几乎不容许任何变通。若试图以外部力量去改变他们的这一特性，往往会激起强烈的抵触，结果非但未能达成改变，反而可能遭遇加倍甚至三倍的反弹。

因此，长期与这类人共处或共事的个体，往往会选择调整自己的行为方式，以顺应他们的习惯与风格，避免不必要的冲突与混乱。这是因为，若不如此，生活可能陷入无序状态，工作也难以顺利进行。

与这类人和谐相处的关键，在于清晰地界定各自的责任范围与分工。通过明确的界限划分，他们可以专注于在自己擅长的领域内追求卓越，同时避免其强烈的秩序感与控制欲无限制地蔓延到其他方面。这一原则同样适用于伴侣关系，通过制定合理的规矩与安排，能够让他们感到安心，从而在家庭琐事、育儿责任以及情感经营等方面都能展现出积极的态度。

此外，设定界限还有助于预防他们陷入抑郁或身心疾病的困境。因为，当个人的完美主义倾向与支配欲没有得到合理控制时，他们可能会承担过多的责任与任务，导致身心俱疲。而在他人眼中，他们的尽职尽责与无私奉献又往往让人产生依赖心理，一旦这种依赖达到一定程度，他们可能会因无法承受而崩溃。

转变视角

具有强迫型人格障碍的人常常受其自身价值观的严格束缚，导致他们看待事物的观点较为片面。此时，伴侣及朋友的作用显得尤为重要。若能够引导他们跳出单一视角的局限，提供不同的观点和解读方式，便能为他们打开更广阔的视野，从而有效弥补其思维上的偏颇。

无论面对何种情况，他们往往坚信某一固定观念为唯一正确之道，若无法实现，则可能陷入深深的绝望之中，仿佛世界末日降临。因此，伴侣与朋友应时常提醒他们，生活中充满了许多其他选择，没有绝对的对错之分，每个选择都有优劣。

在育儿过程中，具有强迫型人格障碍的人可能会倾向于将个人的偏颇观念强加给孩子，或者追求完美的养育方式，从而采取过于极端的行为。然而，真正有效的育儿之道在于把握适度原则。

克服要点

将休息融入工作

具有强迫型人格障碍的人在休息方面往往显得力不从心。他们难以真正放松自己，即便是踏上旅程，也习惯性地制定详尽紧凑的日程表，力求从早到晚都按照既定计划行事。对他们而言，悠闲与放松成了奢侈，玩耍也仿佛成了另一种形式的责任。无论何时何地，心中总有一个接一个的计划在盘旋，焦虑感如影随形。相较于享受当下的美好，他们更执着于计划的完美执行。

这种性格特征与医学上所谓的"A型"性格高度契合，后者被认为容易导致心肌梗死等心血管健康问题。长期处于这种生活方式下，不仅可能引发抑郁症和身心疾病，还无形中给孩子和家人带来了沉重的心理负担。面对这样的困境，人们或许会困惑：为何如此努力，却陷入如此境地？为了避免未来的遗憾，我强烈建议尽早采取行动，逐步调整并优化自己的生活方式与思维模式。

将休息视为工作不可或缺的组成部分，避免全力以赴至生理极限，乃是成功完成人生马拉松的关键。保持约八成的精力储备，一旦发现自己加速过猛，便应意识到是时候停下脚步，享受一段休憩时光了。这并非倡导懒惰，而是强调掌握适时放松的艺术。正如足球场上经验丰富的选手，他们不仅具备冈崎慎司[①]全盛时期那样的强大体能，更懂得审时度势，注重整体战术与体力的合理分配，而非仅仅无休止地追逐目标。

请注意，盲目的奔波忙碌并不等于高效的工作方式，要掌握并灵活运用放松的技巧。

学会分担责任

具有强迫型人格障碍的人通常展现出强烈的责任感，他们内心深处坚信，所有的结果和后果都取决于个人的努力与付出。因此，当事情未能达到预期时，他们倾向于将全部责任归咎于自己，这种倾向容易引发过度的自责情绪，进而导致他们过度否定自我价值。

然而，实际上，任何结果都是多种偶然因素与多方人员互动交织的复杂产物。如果某件事情并非出于个人本意或超出了控制范围，那么应将其视为偶然事件。过度地将责任归咎于自己，既缺乏客观性，也不符合实际情况。

人本身能力有限，不可避免地会面临能力不足与犯错的局面。对于结果和命运的走向，任何人都无法完全掌控。因此，将失败视为学习的契机更为明智和有效，过度的自我责备无助于问

---

① 冈崎慎司，日本职业足球运动员。——编者注

题的解决。

即便这类人并非完美无缺，他们依然对自己充满责任感。因此，他们更应学会对自己宽容，避免过度责备自己。毕竟，尽管我们付出了努力，但有时努力并不总能立即转化为预期的结果，这就是生活的真实面貌。面对这样的时刻，接受并放下是成长的一部分。请相信，无论遇到何种困境，总有解决之道。

尊重差异，理解个性

具有强迫型人格障碍的人之所以感到疲惫不堪，部分原因在于他们过度努力，同时也因为他们不自觉地以自身的高标准去衡量他人。然而，世界本就是一个多元且充满变数的混沌体，试图用单一的秩序和标准去统一衡量，实属徒劳。

在纷繁多样的标准与价值观中，每个人都在依照自己的内心意愿进行尝试与探索，从而绘制出各自独特的人生画卷。与其渴望他人与自己完全一致，不如转变视角，聚焦于那些美好的差异，以温暖和接纳的心态去欣赏它们。这样的态度，无疑会引领我们走向更加和谐与美好的结果。

在养育孩子、职场工作以及伴侣关系中，尊重并接纳彼此间不同的价值观，不仅能够促进个人视野的开阔，还能为对方的成长提供有力的支持与助力。

结语

化人格障碍为积极动力

以品格培养为核心的学习目标

在过去，学习被视为一条修身养性的道路，其核心在于锤炼个人的品格。相较于单纯的知识积累，人们更加致力于将心灵的修养与身体的自我管理内化为自身的一部分，而非仅仅作为外在的信息来记忆。那些博学多才且备受尊敬的人，之所以获得如此高的评价，不仅因为他们在知识领域有着深厚的造诣，更因为他们在品格上也达到了令人敬仰的高度。

从这一视角出发，我深感当前学术界的某种孤立状态，学习、研究与品格修养之间似乎出现了断层。这种仅聚焦于答题卡上对错判断的教育模式，不禁让我反思，我们是否遗忘了某些至关重要的教育要素。

教师对学生实施猥亵行为的事件频发，暴露出当前教育体系在培养教师全面素质方面存在严重缺陷。教育，不应局限于知识的传授，更应注重引导个体形成健康的心态与正确的道德观念，这才是教育的初心。

我们是否应当重新审视学习的意义，深化自我认知，提升个人修养，并深刻反思人生的真正意义呢？

另外，当今社会，越来越多的人正全力以赴地探索并追求着真正属于自己的生活方式，他们渴望以真诚的态度去认识自我。

这一现象也可能反映出面临生活挑战的人数正逐步上升。如今，人们不再仅仅满足于对知识和信息的表面追求，而是更加渴望获得真正的智慧与心灵的滋养。当社会上充斥着大量肤浅、表面的信息时，人们的内心往往会感到更加空虚与不满足，从而更加深刻地意识到，真正能够滋养和满足内心的，其实是那些超越物质与信息层面的东西。因此，在这样一个时代，为了找到适合自己的生活方式，深入了解自己变得尤为重要。

我衷心希望，本书所探讨的人格视角能够引领您重新发现并深刻理解自己及周围的世界。

正如我们在书中所探讨的，人格障碍也能成为激发非凡能量的源泉。无论是投身于创造性的事业，还是奉献于社会公益，那些经历过创伤与内心挣扎的人，往往如同被扭曲的弹簧，一旦找到释放的出口，便能爆发出巨大的能量。为了引导这股能量朝着积极的方向发展，培养适应现实的能力至关重要，而在此过程中，来自周围的理解、支持与鼓励，更是不可或缺的宝贵助力。

人格逐渐变得圆融

人格，作为每个人独特的性格特质，通常不会轻易改变，也不一定需要全盘更改。然而，人格中的某些方面若成为阻碍个人适应社会的障碍，则有必要进行积极调整。事实上，人格具有一定的可变性。

成功克服人格障碍的人，会逐渐展现出更加成熟与迷人的个性魅力。随着时间的推移，他们在社会中的评价日益提升，会收获更多的信任与爱戴。相反，若长期被人格障碍所困扰，个体可能会逐渐被周围的人疏远，陷入虚假关系的泥沼，与真正值得依赖的人渐行渐远，最终可能面临孤独的局面。

无论个人在事业上取得多大的成就，若未能有效克服人格障碍，其内心深处仍将感受到一种难以填补的空虚。因为成功、金钱或欲望的满足终究无法触及心灵最深处的需求与渴望。

亚伯拉罕·林肯（Abraham Lincoln）曾言："一个人过了40岁，就该对自己的脸孔负责。"这句话同样适用于人格。年轻时，我们的性格多受成长环境与经历的影响，但步入一定年龄后，个人是否努力克服自身弱点、是否勇于面对并解决问题，将深刻体现在其个性之中，成为无法忽视的差异。

因此，我认为到达一定年龄后，人们应当对自己的个性承担起更大的责任。此时，不应再将责任归咎于外界因素，如父母或环境，而应认识到个性如同脸上的皱纹，是岁月与经历的印记。即使步入中年，也应保持谦逊与自省，不断磨砺自己的个性，避免成为冷漠无情的大人。

即便是面对严重人格障碍的挑战，那些在遇到重重问题和困难时仍坚持不懈、努力生活的人，往往在步入三十多岁时，能够逐渐找到内心的稳定与安宁。在这一过程中，他们还往往能够展现出独特的魅力和卓越的才能。

随着岁月的流逝，许多人的人格障碍确实会经历显著的改善。这一过程中，个体往往能够自我修正极端的性格偏差，增强自身的适应能力，这常被形象地称为"人格的圆融"。然而，也需注意到，并非所有人的性格都会随年龄而自然完善。有些人在年轻时或许尚能维持良好的性格品质，但随着年龄的增长，却可能因各种原因导致性格变得令人不悦，甚至阴险、扭曲，表现出傲慢与蛮横的态度。最终，他们的人生轨迹才逐渐显露出其真实的面貌。

新社会探索的曙光

当今社会正处于一个至关重要的十字路口。我们过去的思考模式与行为方式所带来的后果，如同双刃剑，既累积了正面的成果，也埋下了潜在的危机，正悄无声息地从内部推动着社会走向一个转型的临界点。然而，每一次的崩溃与重构都是新秩序与新希望诞生的序章。历史的长河无数次见证了这一规律。

当前，无论是出于何种原因，以人格障碍特征行事的人群日益增多。我们似乎进入了一个对这类行为持某种宽容态度的时代，但这也使得人格障碍问题逐渐触及社会的根基，成为亟待解决的重大议题。

展望未来,社会必将经历一次深刻的价值观转变。这一转变将使我们重新审视自身的心态与行为方式,并赋予它们前所未有的重要性。若非如此,世界或将陷入一片荒芜,成为生存与希望的荒漠。在此背景下,重拾人性的光辉——信任、诚实与温暖,尤为迫切与重要。

值得注意的是,在社会的动荡与重构之中,新社会的探索之路已悄然铺展。我坚信,人类拥有足够的智慧与勇气,去迎接这一挑战。

在此,我满怀感激之情,向生命中遇到的每一个人致以谢意。尤其是那些即便背负着人格障碍的重担,仍不屈不挠、奋力前行的人。同时,我也要特别感谢在本书撰写过程中给予我指导的各位师长,以及 PHP 研究所的横田纪彦先生,是你们的宝贵建议与无私帮助,让这本书得以顺利完成。

我深入探究人格障碍领域的动力之一,源自那些承受着重压却仍奋力前行的患者。他们即使背负着沉重的心理负担,也未曾放弃,而是选择直面生活。他们让我深刻体会到人类坚韧不拔的力量与生命的无限精彩。这或许正是我内心深处的一种愿景,我坚信,那些在风雨中历练过、经历过伤痛与不幸的人,终将在苦难的磨砺下变得更加坚强与温柔,重新站起来。

尤为难忘的是,在一次尤为艰难的时刻,一位患者给予我的鼓励,至今仍如明灯般照亮我前行的道路。

"老师，跌倒并不可怕，重要的是您要勇于再站起来一次。"

这句话让我感受到，那些我本以为自己在支持的人，也在为我回馈力量与温暖。

作者于 2004 年 5 月

附 录
人格倾向自我评估表
（参考 DSM-5 标准）

本自我评估表是一份简化的问卷，旨在帮助您了解自己的个性类型，并初步筛查是否存在潜在的人格障碍倾向。请根据您的实际情况，对每个问题进行作答。

符合，请在对应选项后画（〇）

不确定，请在对应选项后画（△）

不符合，请在对应选项后画（×）

请尽量基于过去几年的感受和行为，而非仅仅基于当前的心情或行动来做出最符合自身情况的选择。

I

①由于害怕被拒绝或贬低，我倾向于避免涉及大量人际交往的工作。　　　　　　　　　　　　　　　　　　（　　）

②我倾向于与对我有好感的人建立更深的关系，而对无感之人则保持距离。　　　　　　　　　　　　　　　（　　）

③我害怕被他人讨厌，导致我在与亲近的人交往中常常压抑自我。　　　　　　　　　　　　　　　　　　（　　）

④我时常感到不安，担心自己是否会被视为愚笨之人或被

附 录 人格倾向自我评估表（参考 DSM-5 标准）

孤立。（　）

⑤在与人约定时，我常有在最后关头取消约会的倾向。
（　）

⑥我自认为缺乏魅力，因此认为不太受人欢迎。（　）

⑦当尝试新事物时，我因担心做不好而往往在还未开始时就放弃了。（　）

II

①即使是小事，我也难以自主决定。（　）

②面对重要或麻烦的事情，我常常倾向于让他人处理。（　）

③难以拒绝他人的请求，往往会不自觉地答应下来。（　）

④我更倾向于跟随他人的步伐，而非自己主动规划行动。
（　）

⑤为了让他人对我持有良好印象，我有时会做一些自己并不想做的事情。（　）

⑥缺乏独立生活的自信。（　）

⑦与恋人或朋友分手后，我倾向于迅速寻找新的替代者。
（　）

⑧担心被重要的人遗弃。（　）

III

①我对细节过于执着。（　）

②追求完美导致我经常感到时间不够用。　　　（　）

③工作和学习占据了我大部分的时间，娱乐和社交活动常被放在次要位置。　　　　　　　　　　　　　　　　（　）

④对于不公正或马虎的行为，我难以容忍。　　（　）

⑤即使知道某些物品不再有用，我也难以割舍。（　）

⑥我难以与不按我期望行事的人融洽相处。　　（　）

⑦我注重节俭，习惯为未来存钱。　　　　　　（　）

⑧经常被他人认为过于固执。　　　　　　　　（　）

IV

①我认为在与他人交往中不能掉以轻心。　　　（　）

②即使是朋友或伙伴，我也有难以完全信任的时候。（　）

③我倾向于保守自己的秘密，不轻易透露给他人。（　）

④我容易因他人言行受到伤害。　　　　　　　（　）

⑤被伤害或心存怨恨的事情，我会长时间铭记在心。（　）

⑥当受到指责或批评时，我倾向于进行反驳。　（　）

⑦有时我会怀疑伴侣对我不忠。　　　　　　　（　）

V

①我享受孤独，因此不太愿意与他人建立亲密关系。（　）

②我倾向于独自行动。　　　　　　　　　　　（　）

③我对性没有特别的兴趣。　　　　　　　　　（　）

④无论做什么，我都难以感受到强烈的快乐。　　（　）

⑤我没有真正可以完全信赖的朋友。　　　　　（　）

⑥我不太在意他人的看法和想法。　　　　　　（　）

⑦我的情绪较为稳定，喜怒哀乐不常外露。　　（　）

VI

①在倾听他人交谈时，我常误以为对方在谈论自己。（　）

②我偶尔会体验到诸如预言、超能力、灵异感应或第六感等难以言喻的现象。　　　　　　　　　　　　　　　（　）

③我能通过声音与微妙的表情捕捉到他人的信号与意图，甚至会因此产生奇特的身体反应。　　　　　　　　　（　）

④有时我的表达方式可能较为曲折，导致他人难以理解我的真正意图。　　　　　　　　　　　　　　　　　（　）

⑤我倾向于持怀疑态度，不轻易相信他人。　　（　）

⑥我的言行有时显得不合时宜，甚至被视为偏离常规。（　）

⑦我常被形容为性格独特或与众不同。　　　　（　）

⑧我尚未找到真正意义上的挚友。　　　　　　（　）

⑨我内心深处觉得这个世界充满了未知与恐惧。（　）

VII

①我享受成为众人瞩目的焦点，享受被关注的感觉。（　）

②我擅长吸引异性的目光，与他们建立联系。　（　）

③我的性格多变,带有一定的不可预测性。　　（　）

④我对个人形象与时尚潮流颇为注重。　　　（　）

⑤我擅长言辞,朋友们常表示与我相处愉快。（　）

⑥我乐于表达自己的情感与想法。　　　　　（　）

⑦我容易受到他人态度与环境氛围的影响。　（　）

⑧一旦与人相识,我能迅速且自然地展开对话。（　）

VIII

①我坚信自己拥有世人尚未发现的独特能力与优点。（　）

②我梦想着取得巨大成功、声名远扬或遇到理想中的伴侣。

（　）

③我认为自己与众不同,是个特别的存在。　（　）

④来自他人的赞美对我来说是极大的鼓舞。　（　）

⑤即使有时显得勉强,我也希望他人能倾听并实现我的愿望。

（　）

⑥为了达成目标,我有时会利用或哄骗他人,并对此充满自信。　　　　　　　　　　　　　　　　　　　（　）

⑦我承认自己有时任性且不够体贴。　　　　（　）

⑧看到朋友与熟人过得幸福,我内心会感到些许嫉妒。

（　）

⑨他人可能认为我态度傲慢,自尊心过强。　（　）

IX

①我生怕被重要的人抛弃,因此会紧紧抓住他们,有时甚至会让对方感到困扰。　　　　　　　　　　　(　)

②我对他人的看法常在理想与幻灭之间摇摆不定。(　)

③我有时会感到迷茫,不清楚自己究竟是怎样的人。(　)

④我容易冲动地做出危险或不明智的决定。　(　)

⑤我曾有过自杀的念头或行为,给周围的人带来了困扰。
　　　　　　　　　　　　　　　　　　(　)

⑥我的情绪在一天之内可能经历极端的变化。(　)

⑦我内心深处总有一种难以填补的空虚感。　(　)

⑧即使是微不足道的小事,若不如意,也可能让我陷入强烈的愤怒之中。　　　　　　　　　　　　　　　　　(　)

⑨我有时会过于固执己见,甚至记忆也会变得模糊。(　)

X

①我曾多次做出违法或违规的行为。　　　　(　)

②为了自身利益与快乐,我有过欺骗他人的行为。(　)

③我比较随性,更倾向于享受当下而非规划未来。(　)

④在冲突中,我可能会迅速采取暴力手段或诉诸武力。
　　　　　　　　　　　　　　　　　　(　)

⑤我对危险缺乏足够的警惕,有时甚至显得不顾一切。(　)

⑥我有时会冲动地辞职或逃避债务。　　　　(　)

⑦我承认自己有时会欺负弱者,并从中获得某种满足感。
（　　）

判定方法

请根据您在从Ⅰ到Ⅹ各领域中回答（○）的数量进行统计,并填写在下方表格中。若某个领域中（○）的数量超过了判定标准,则可能表明您符合该领域的特定诊断标准。请注意,这仅为初步参考,并非专业诊断结果。为了提升自我诊断的准确性和全面性,我建议邀请了解您的人共同参与评价,他们的反馈将为您提供宝贵的参考视角。无论统计结果是否达到判定标准,通过关注（○）数量较多的领域类型,您可以大致了解自己的性格倾向。

领域编号	领域类型	相应项目数	判定基准	判定
Ⅰ	回避型		4项以上	
Ⅱ	依赖型		5项以上	
Ⅲ	强迫型		4项以上	
Ⅳ	偏执型		4项以上	
Ⅴ	分裂样		4项以上	
Ⅵ	分裂型		5项以上	
Ⅶ	表演型		5项以上	
Ⅷ	自恋型		5项以上	
Ⅸ	边缘型		5项以上	
Ⅹ	反社会型		3项以上	

附 录 人格倾向自我评估表（参考 DSM-5 标准）

以下是一个具体的案例，展示了在实际评估过程中，个体可能同时展现出两个或多个性格类型的特质，这并不罕见。在本例中，个体被识别出具有表演型、自恋型以及边缘型的显著特征，这与之后的专业临床诊断结果相吻合。

（例）

领域编号	领域类型	相应项目数	判定基准	判定
I	回避型	1	4 项以上	
II	依赖型	2	5 项以上	
III	强迫型	3	4 项以上	
IV	偏执型	1	4 项以上	
V	分裂样	1	4 项以上	
VI	分裂型	2	5 项以上	
VII	表演型	8	5 项以上	◎
VIII	自恋型	7	5 项以上	○
IX	边缘型	8	5 项以上	◎
X	反社会型	1	3 项以上	

参考文献

《DSM-Ⅳ-TR 精神疾患の診断・統計マニュアル》高橋三郎、大野裕、染矢俊幸訳 医学書院　2002 年

《DSM-Ⅳ-TR 精神疾患の分類と診断の手引 新訂版》高橋三郎、大野裕、染失俊幸訳 医学書院　2003 年

《現代医療文化のなかの人格障害》新世紀の精神科治療 第 5 巻 新宮一成、加藤敏編　2003 年

《人格障害の認知療法》Aaron Temkin Beck、Authur Freeman 等 井上和臣監訳 岩崎学術出版社　1997 年

《家庭なき幼児たち（上）（下）》Anna Freud 著作集第 3 巻、第 4 巻 牧田清志、黒丸正四郎監修 中沢たえ子訳 岩崎学術出版社　1982 年

《情緒発達の精神分析理論》Donald Woods Winnicott 牛島定信訳 岩崎学術出版社　1977 年

《赤ん坊と母親》Winnicott 著作集 1 成田善弘、根本真弓訳 岩崎学術出版社　1993 年

《治療論からみた退行 基底欠損の精神分析》Michael Balint 中井久夫訳 金剛出版　1978 年

《児童の精神分析》Melanie Klein 著作集 2 小此木啓吾、岩崎徹也責任編訳 誠信書房　1997 年

参考文献

《愛、罪そして償い》Melanie Klein 著作集 3 西園昌久、牛島定信責任編訳 誠信書房　1983 年

《妄想的・分裂的世界》Melanie Klein 著作集 4 小此木啓吾、岩崎徹也責任編訳 誠信書房　1985 年

《対象関係論とその臨床》Otto F. Kernberg 前田重治監訳 岡秀樹、竹野孝一郎訳 岩崎学術出版社　1983 年

《自己の分析》Heinz Kohut 水野信義、笠原嘉監訳 みすず書房　1994 年

《コフート入門・自己の探求》Ornstein, P.H. 編 伊藤洸監訳 岩崎学術出版社　1987 年

《自己愛障害の臨床》Asper, Kathrin、老松克博訳 創元社　2001 年

《自己愛と境界例》James F.Masterson 富山幸佑、尾崎新訳 星和書店　1990 年

《青年期境界例の治療》James F.Masterson 成田善弘、笠原嘉訳 金剛出版　1979 年

《心的外傷と回復》Judith L. Herman 中井久夫訳 みすず書房　1996 年

《ダリ》Meredith Etherington-Smith 野中邦子訳 文藝春秋　1998 年

《獅子座の女シャネル》Paul Morand 秦早穂子訳 文化出版局　1977 年

《カミーユ・クローデル》湯原かの子 朝日文庫　1992 年

《マーガレット・ラブ・ストーリー》Marian Walker 林真理子訳 講談社　1996 年

《チャップリン自伝》上、下 中野好夫訳 新潮文庫　1981 年

《チャップリンの愛した女たち》David Robinson 宮本高晴、高田恵子訳 文春文庫　1993 年

《母が教えてくれた歌》Marlon Brando、Robert Lindsey 内藤誠、雨海弘美訳、角川書店　1995 年

《女盗賊プーラン（上）（下）》Phoolan Devi 武者圭子訳 草思社　1997 年

《赤いツァーリスターリン 封印された生涯（上）（下）》Edvard Radzinskii 工藤精一郎訳 日本放送出版協会　1996 年

《権力者の心理学》小田晋 講談社＋a 文庫　1994 年

《ユング自伝》1、2 ヤッフェ編 河合隼雄、藤縄昭、出井淑子訳 みすず書房　1972—73 年

《漱石の思い出》夏目鏡子 文春文庫　1994 年

《日記及断片》夏目漱石全集 13 岩波書店　1966 年

《漱石とその時代》第二部 江藤淳 新潮選書　1970 年

《人は成熟するにつれて若くなる》Hermann Hesse、Michels, Volker 編 岡田朝雄訳 草思社　1995 年

《森の旅人》Jane Goodall、Phillip L. Berman 上野圭一訳 松沢哲郎監訳 角川書店　2000 年

《草の花》福永武彦 新潮文庫　1956 年

《ノルウェイの森（上）（下）》村上春樹 講談社文庫　1991 年

《飛ぶのが怖い》Erica Mann Jong 柳通尚紀訳 新潮文庫 1976 年

《漱石における創造の秘密》土居健郎（《病跡からみた作家の軌跡》長谷川泉編 至文堂 1973 年）所収

Clarkin, J. F., & Lenzenweger, M. F. (1996). *Major theories of personality disorder.* Guilford.

Sperry, L. (1995).*Handbook of diagnosis and treatment of the DSM-IV personality disorders.* Brunner-Routledge.

Kernberg, O. (1975).*Borderline conditions and pathological narcissism.* Jason Aronson.

Livesley, W. J. (2003). *Practical management of personality disorder.* Guilford.

Castillo, H. (2003). *Personality disorder.* Jessica Kingsley Publishers.

Kantor, M. (1987). *Distancing.* Praeger.

Torgersen, S., Czajkowski, N., Neale, M. C., Ørstavik, R. E., Reichborn-Kjennerud, T., Tambs, K., & Kendler, K. S. (2000). A twin study of personality disorders. *Comprehensive Psychiatry, 41*(6),

Golier, J. A., Yehuda, R., Bierer, L. M., Mitropoulou, V., New, A. S., Schmeidler, J., & Siever, L. J. (2003). The relationship of borderline personality disorder to posttraumatic stress disorder and traumatic events. *American Journal of Psychiatry, 160*(11),